AUXILIAR DE ENFERMERÍA

Curso formativo

TOMO DOS

CUIDADOS DEL RECIÉN NACIDO

INTRODUCCIÓN

La observación exacta de enfermería durante el primer mes de vida es primordial para la supervivencia y desarrollo futuro del lactante.

La fisiología del recién nacido lo capacita para sobreponerse al medio extrauterino, pero pueden estar encubiertos los signos comunes que acompañan a procesos patológicos.

En el recién nacido hay variaciones comunes ostensibles que no son patológicas. El conocimiento de estas variaciones ayudará a enfermería a mitigar la ansiedad de los padres. Debemos conocer "el límite de lo normal" para identificar las desviaciones.

1. - RESPONSABILIDADES DE ENFERMERÍA

Se deben conocer las características normales del recién nacido para valorar eficazmente su estado. Debemos registrar con exactitud las observaciones sobre el comportamiento del lactante y su estado fisiológico.
Las variaciones observadas deben plasmarse en el expediente clínico y posteriormente exponerlo a los padres o familiares de forma sencilla.

2. - PERIODOS DE LA INFANCIA

Podemos distinguir:

* PERIODO PRENATAL o INTRAUTERINO
(Desde el momento de la concepción hasta el nacimiento).

* PERIODO PERINATAL
(De la última semana de gestación hasta una semana después del nacimiento).

* RECIÉN NACIDO
(El primer mes de vida).

* LACTANTE
(El primer año de vida).

* NIÑO QUE GATEA
(De uno a tres años)

* PERIODO PREESCOLAR
(De cuatro a cinco años)

* PERIODO ESCOLAR
(De seis a doce años)

- ADOLESCENCIA

(Periodo en el cual se incluye la PUBERTAD con la aparición de los caracteres sexuales secundarios).

3. - RECIÉN NACIDO

Periodo que incluye el primer mes de vida, el recién nacido a término tiene las siguientes características:
- 38 – 42 semanas de gestación

⟨ RN prematuro menos de 36 semanas de gestación.

⟨ RN post maduro más de 42 semanas de gestación.

- El peso en el momento del parto oscila entre 2.500 y 3.500 gramos.

⟨ RN de bajo peso menos de 2.500 gramos.

⟨ Macrofeto más de 4 Kg.

Entre los 3 a 5 días primeros de vida el RN sufre una pérdida fisiológica de peso del 10% que debe recuperarse entre 7 y 10 días, consecuente a, la primera micción, la expulsión de meconio, la actividad pulmonar, la dieta de las primeras horas etc. Por lo que se tiende a una alimentación precoz.

- La talla oscila de 46 a 52 cm.

- Perímetros:

⟨ Cefálico de 34,5 a 35,5 cm (superior en 1 a 1,5 al torácico)
⟨ Torácico de 33 a 34,5 cm.
⟨ Abdominal de 345 cm.

- La temperatura corporal al nacer es de 35°, para ir aumentando durante el primer día de vida hasta 36,8°.

Coincidiendo con la pérdida fisiológica de peso, el RN experimenta una elevación de la temperatura, fiebre transitoria o fiebre de sed del RN que tiende a desaparecer con la administración de líquidos.

- Cambios respiratorios:

Al nacer se suprime el oxigeno y se acumula en sangre el CO_2, esto junto a la disminución de la temperatura, nos da la estimulación del centro respiratorio.

- Postura:

En flexión como consecuencia de la posición intrauterina.

- Piel:

Está recubierta por una sustancia blanco-grisácea denominada Vermix caseoso que sirve de protección y desaparece en unos 2 días.

Tras su desaparición la coloración normal del RN es rojiza eritema del recién nacido, debido a la poliglubina fisiológica. Al 3º día el 30% de los RN presentan una coloración amarillenta de la piel o ictericia fisiológica por destrucción de hematies.

Posteriormente aparece una fase de descamación y la coloración es, normal rosada. En algunos recién nacidos, pueden aparecer unas manchas rojizas como picaduras de insecto, que se denomina eritema tóxico del RN es de tipo irritativo y carece de importancia.

Podemos observar unos puntitos finos, blancos, en nariz, mejillas y mentón debidos a la distensión de las glándulas sebáceas que suelen desaparecer en dos semanas, es el Millium facial.

La piel está cubierta de un vello fino denominado lanugo especialmente en la frente, mejillas, hombros, espalda etc.

Las uñas, indican, el grado de madurez en el RN, a término alcanzan y rebasan la punta de los dedos en manos y pies.

- Cabeza:

La fontanela anterior se cierra alrededor de los 18 meses, la posterior a los 2 meses. Una fontanela hundida nos indica deshidratación y una fontanela protuyente, hipertensión endocraneal.

El recién nacido tiene un cierto grado de control de la cabeza, cuando se le levanta en brazos hay hiperextensión, cuando se le sostiene boca abajo, mantiene a la cabeza en línea recta con respeto a la columna vertebral.

La cabeza puede presentar una prominencia edematosa al ser comprimido en el canal del parto denominada o tumor del parto que se reabsorbe en pocos días.

En otras ocasiones aparece un céfalo-hematoma producido por hemorragia sub perióstica de los huesos del cráneo.

- Ojos:

Los tiene cerrados y suele abrirlos al descender la cabeza.

- Nariz:

Permeable y es frecuente que presente estornudos.

- Boca:

Es frecuente el hallazgo en el paladar de las perlas de Epstein, pequeños quistes blancos epiteliales que carecen de importancia.

El reflejo de succión se desencadena inmediatamente después del nacimiento.

El reflejo de búsqueda de alimento se desencadena al frotar la mejilla.

- Tórax:

Costillas muy flexibles. En muchos neonatos se observa hipertrofia mamaria hacia el 2° o 3° día por reacción de las hormonas maternas.

La respiración es irregular, con una frecuencia de 30 a 60 por minuto y la frecuencia cardiaca se sitúa entre 120 y 160 pulsaciones por minuto.

- Abdomen:

El cordón umbilical tiene dos arterias y una vena y se debe cortar al minuto de vida. El abdomen, en el momento del nacimiento, debe estar húmedo y de color azulado, luego se secará paulatinamente.

- Organos genitales:

La niña, presenta hipertrofia de labios mayores, el niño, presenta el meato externo totalmente cubierto por el prepucio, que suele ser adherente. El escroto es relativamente grande y se palpan los testículos, aunque puede ocurrir que no desciendan espontáneamente hasta etapas posteriores.

- Espalda y recto:

La columna vertebral no presenta curvas como en la edad adulta, sino una única curva abierta.

La excreción de las primeras deposiciones, denominada meconio, nos indica que el ano es permeable, esto sucede en las primeras 24 horas, tiene aspecto verde-negro y es de consistencia   viscoso, a los 2 o 3 días, se pasa a las deposiciones de transición, para llegar a las definitivas amarillo-verdosas, dependiendo de la alimentación del recién nacido.

- Sistema nervioso:

El RN presenta una serie de reflejos que luego desaparecen como son: el de Moro, de abrazo, tónico-cérvical, de presión, de danza, de gateo.

Antes del nacimiento el niño, está relativamente protegido contra los agentes infecciosos, por las membranas y el útero, en el momento del nacimiento pasa de un medio estéril a uno que no lo es, sus propios mecanismos de defensa, reforzados por lo de la madre le protegerán relativamente durante un tiempo hasta que él cree sus propias defensas (Ac), por lo que es conveniente protegerle al máximo.

El tipo de conducta del RN nos indicará el grado de satisfacción del mismo.

4. - CUIDADOS DEL RECIÉN NACIDO

4.1 Inmediatos

- Ligadura del cordón.
- Aspirar las secreciones de las vías respiratorias y limpiar la boca.
- Lavarlo con gasas estériles y secarlo bien, para evitar infecciones.
- Colocarlo bajo un foco de calor y posteriormente en una cuna térmica.
- Valoración según test que se detalla.

TEST DE APGAR

Valoración	0	1	2
Frecuencia cardiaca	A Ausente	Inferior a 100	Superior a 100
Respiración	Ausente	Lenta, irregular	Buena, llanto
Tono muscular	Flacidez	Ligera flexión de las extremidades.	Movimientos activos
Irritabilidad refleja	Sin respuesta	Muecas	Tos, estornudos.
Coloración	Azul pálido	Cuerpo rosado y extremidades azuladas	Rosado

Puntuación: 0 a 3 puntos dificultad grave, 4 a 6 puntos dificultad moderada, 7 a 10 puntos normal

• Administrar 1 mg de Vitamina K, para prevenir hemorragias.
• Proteger los ojos contra la oftalmía gonocócica, se instilarán dos gotas de nitrato de plata para luego lavarlos con suero fisiológico. Puede usarse en su lugar un colirio antibiótico de aureomicina.
• Peso y talla, también perímetros. Identificación mediante la huella plantar.
• Vestir al RN y ponerle la identificación, con lo cual será llevado junto a la madre.

2.2 Cuidados tardíos

• Examen por el pediatra de todos los sistemas y aparatos.
• Iniciación de la alimentación, a las 4 o 5 horas de vida, se puede administrar suero glucosado para iniciar posteriormente la lactancia cada 3 horas.
• Cuidados del cordón umbilical:
〈 Una vez al día limpiar el cordón con agua templada hervida o agua destilada, secar y luego impregnar una gasa con alcohol de 70°.
〈 Enrollar una gasa para proteger de la humedad a la piel del abdomen, cuando el cordón esté más seco se puede utilizar mercurocromo.
〈 No utilizar vendajes.
• Vestidos holgados, de fibras naturales.
• Controlar la orina, que los primeros días es escasa y concentrada y las deposiciones, con la aparición del meconio.
• Entre los 10 a 15 días posteriores se realizará una toma de sangre para estudio de enfermedades causantes de subnormalidad, hipotiroidismo, galactosa y fenilcetonuria.
• Baño:

〈 Horario fijo y con el estómago vacío.

〈 Temperatura del agua de 34° a 37°, evitar enfriamientos reduciendo el tiempo del baño.

〈 No mojar el cordón umbilical, cuando este se desprende podremos realizar la inmersión del neonato.

• Si se precisa de las constantes vitales se realizaran.

〈 Temperatura: Se toma generalmente en el recto, sujetando los glúteos para evitar la defecación.

〈 Respiración: De forma habitual, puede ser irregular.

〈 Pulso: En la arteria temporal.

〈 Tensión arterial: Solo en indicaciones muy concretas, con aparellaje apropiado y por el método auscultatório.

3. - CUIDADOS DEL PREMATURO

Se denomina prematuro al RN antes de 37 semanas de gestación y con un peso inferior a 2.500 gr. La morbi-mortalidad es muy elevada y está en relación inversa al peso que tengan y a los cuidados que reciban.

• Son incapaces de regular su temperatura corporal (poliquilodermos) y las variaciones externas son las que alteran su temperatura, es causa de introducirlos en la incubadora.

• La dificultad de establecer una respiración autónoma es una de las principales causas de mortalidad (enfermedad de la membrana hialina, o distress respiratorio).

• Alimentación:

〈 En ocasiones será posible la lactancia materna o bien directa, sacando al niño de la incubadora periódicamente o, extrayendo previamente la leche materna. También se podrán utilizar leches artificiales aunque a menores concentraciones.

〈 Si el reflejo de succión no existe, deberemos alimentar al niño mediante SNG.

꠶ Si hay tendencia al vómito, por inmadurez del tubo digestivo se administrará la alimentación de forma EV, hasta que el estómago se adapte a los volúmenes necesarios.

• La asepsia, en el cuidado del prematuro debe ser estricta, pues, sus defensas están disminuidas y hay una gran tendencia a las infecciones, siempre debemos usar gorro, mascarilla etc.).

• No se bañará y las secreciones se limpian con un algodón y suero fisiológico.

• Periódicamente se recogerán datos como:
꠶ Temperatura rectal,
꠶ Diuresis.
꠶ Deposiciones.
꠶ Estado de la piel.
꠶ Frecuencia cardiaca y respiratoria.

4. - ALIMENTACIÓN

Los requerimientos nutritivos deben llenar dos tipos de necesidades metabólicas. Metabolismo funcional y metabolismo del crecimiento. Acerca del crecimiento global del niño en la lactancia, debemos resaltar que un niño en condiciones normales aumenta de peso:

• 25 o 30 gramos diarios en los tres primeros meses.
• 20 a 25 gramos diarios en el segundo trimestre.
• Unos 15 gramos diarios en el segundo semestre.

Las necesidades energéticas de un lactante son:

• 0 – 6 m 110 cal/kg./día.
• 6 – 12 m 90 cal/kg./día.

Las calorías se repartirán en:

- Proteínas   10 al 15 %
- Grasas   30 al 45 %
- HC   45 al 55 %
- Agua   150 a 250 cc/kg./día.

4.1. Lactancia materna

Es la alimentación que mejor reúne todos los requerimientos del lactante.

- Cubre las necesidades del lactante   excepto en vitaminas D y Fe.
- Exige menos esfuerzo digestivo.
- Sé metaboliza mejor y produce menos sobrecarga hepática.
- Produce cierta inmunidad local y general.
- Son menos frecuentes los fenómenos alérgicos.
- Ayuda a la involución uterina y previene el cáncer de mama.
- Razones psicológicas, relación materno-filial.
- Menor tendencia a la sobrealimentación, el niño deja de succionar al estar saciado.
- El calostro, en los primeros días actúa de laxante y ayuda a expulsar el meconio.

A. Inconvenientes:
- Contraindicaciones transitorias:
{ Grietas
{ Fisuras del pezón
{ Mastitis.

- Contraindicaciones absolutas:
{ Enfermedades maternas graves.

B. Técnica de lactancia materna:
- Posición cómoda para la madre y el niño.

- Lavarse las manos, los pezones y secarlos bien.
- Empezar por el pecho en que termino la vez anterior, el tiempo de toma será de 10 minutos en cada pecho. Aunque la madre no tenga nada de leche se debe poner al niño, pues la succión estimula la producción de la misma.
- Esperar el eructo y posteriormente colocarlo en la cuna, en decúbito lateral derecho, para facilitar el vaciado del estómago.
- Lavar nuevamente las manos y los pezones.
- Para comprobar si la leche materna es de buena calidad, controlar:
1. Sí, el niño duerme satisfactoriamente entre tomas.
2. Sí, el estado nutritivo es correcto, método de la doble pesada.

4.2 Lactancia artificial

Indicada, en los casos en que no es posible la lactancia materna..

- Enfermedades de la madre (TVC, cirrosis hepática, epilepsia etc.).
- Alteraciones mamarias (grietas en el pezón, mastitis, malformaciones etc.).
- Causas del niño (prematuridad, labio leporino, paladar hendido etc.).

Se utilizan:
- Leches adaptadas de iniciación, que se aproximan a la composición de la leche materna. ⎰ Mientras el niño solo ingiera leche.
⎰ Puede usarse, como complemento de la lactancia materna (lactancia mixta).

- Leche de continuación, cuando ya se han iniciado los alimentos complementarios, nunca se usará como alimento exclusivo.

La lactancia artificial también debe iniciarse precozmente, debemos seguir un horario riguroso, pues aquí no existen las variaciones de la leche materna.

A. Técnica
- Limpieza rigurosa del biberón y tetina.
- Hervir el agua y utilizar medidas rasas de leche.
- Colocar el biberón los más vertical posible durante la toma, para evitar la entrada de aire.
- Comprobar, que la temperatura del agua oscile entre 37° y 40°.
- Verificar, que la tetina esté correctamente perforada.

4.3 Alimentación complementaria

Hace no mucho tiempo, coincidiendo con los avances tecnológicos, que conseguían preparar alimentos complementarios y que podían ser bien digeridos por el lactante, se introdujeron, muy precozmente, diversos productos alimenticios modificados, sin embargo, poco después, una serie de niños, presentaron patologías variadas, atribuibles a estos alimentos precozmente utilizados, como:

1. Desarrollo de alergias alimenticias.
2. Aumento del aporte de solutos.
3. Introducción precoz de gluten.
4. Las caries, por sacarosa administrada precozmente.
5. Favorecer la obesidad.

A. Pautas alimenticias:

- A partir la 4º o 5º mes se pueden introducir, 5 gr. de harina sin gluten en 3 biberones. para aumentar las calorías.

〈 El gluten, no se puede introducir hasta el séptimo mes.

〈 La leche de vaca únicamente puede administrarse a partir del primer año.

- A los 6 meses se inicia la introducción de:

〈 Papilla de frutas:

Naranja, plátano, manzana y pera. El zumo de naranja se puede dar en épocas anteriores, incluso al RN, como laxante y como suplemento de vitamina C.

〈 Harinas:

De diferentes cereales con o sin gluten.

〈 Verduras y legumbres.

En caldo o puré.

〈 Proteínas:

Hígado, carne, pescado y huevo. A los meses se introduce la tortilla, el queso o el jamón de York, flan etc.

- Se debe administrar suplementos de vitamina D, durante el primer año y de féculas, durante toda la lactancia.

5. - PREVENCION DE ENFERMEDADES

El índice de mortalidad infantil ha disminuido extraordinariamente en los últimos años, en los países que gozan de un nivel sanitario óptimo. Una de las causas que ha contribuido a la disminución de la mortalidad, es la prevención de las enfermedades.

La prevención de las enfermedades supone:

- Precauciones higiénicas generales:

〈 Higiene preventiva.

〈 Educación sanitaria.

- Precauciones particulares para determinadas enfermedades, como la vacunación.
- Precauciones de orden general.

◊ Una práctica poco difundida pero importante, es el uso de mascarilla por la persona que cuida al bebé, cuando, está padece alguna enfermedad de vías respiratorias, evitando así la contaminación a través de estornudos, tos, gotas de saliva etc.

◊ Es peligroso exponer a los lactantes a enfermedades contagiosas contra las que se defienden mal; por tanto, debe hacerse lo posible para evitar los contagios, tomando las medidas oportunas, como puede ser el aislamiento en determinadas ocasiones.

1. Proteger, al niño del frío o calor excesivos.
2. Realizar, exámenes médicos periódicos.
3. Vacunación del bebé

6. - PREMATUROS E INCUBADORAS

Prematuro es todo niño que al nacer pesa menos de 2.500 g. y puede ser por diferentes causas:

- Nacidos antes de tiempo
- Nacidos a término pero con bajo peso.

Para atender a estos niños prematuros debemos tener en cuenta:

- Asepsia y aislamiento
- Calentamiento
- Mantenimiento de una ventilación eficaz
- Alimentación apropiada

Esto se lleva a cabo en servicios especiales de prematuros.

6.1 Incubadoras

Es un aparato que tiene como misión fundamental:

- Evitar, el enfriamiento del niño.
- Mantener un ambiente estéril.
- Permite, la administración de oxigeno a concentraciones deseadas y así una ventilación adecuada.
- Humedece la atmósfera, proporcionando un grado de temperatura y humedad optimo.

Para controlar estos parámetros, las incubadoras llevan incorporados unos dispositivos de automatización, que exigen una vigilancia constante.

De forma orientativa son:

- Temperatura de 31° a 33° C.
- Oxígeno concentrado 40% máximo
- Humedad del 60 al 80 %

A. Técnica de limpieza:
- Desconectar de la red.
- Vaciar totalmente el agua del depósito.
- Abrir la incubadora y quitar las bandejas.
- Una vez realizado todo esto, nos queda a la vista el depósito del agua, que, debemos limpiar cuidadosamente, primero con agua y jabón neutro, después con antiséptico, posteriormente, secarlo cuidadosamente.
- Las bandejas y colchoneta también se limpian meticulosamente, procurando no perforar la cubierta plástica que rodea la colchoneta.
- Las paredes de plástico deben ser limpiadas con jabón antiséptico y muy bien secadas.

- Finalizada la limpieza, la incubadora, se esteriliza en una habitación cerrada.

6.2 Recién nacido de alto riesgo

Los neonatos prematuros y los de bajo peso al nacer, tienen, el índice más elevado de mortalidad entre los lactantes durante el primer año de vida, debido, a que el peso con frecuencia, es indicativo de prematurez e inmadurez fisiológica.

Se considera prematuro o lactante de bajo peso, cuando:
- Su peso es inferior a 2´5 Kg.
- La longitud, desde la corona hasta el talón es probable que esté cercana a 47 cm, aunque depende de la edad gestacional y la base hereditaria del neonato.
- En el comportamiento, se evidencia la inmadurez por ausencia de los reflejos normales y la capacidad para llevar a cabo las funciones vitales.

A.   Examen.
Cuando el personal de enfermería realiza el examen físico del lactante prematuro, a su ingreso en la UCI, los hallazgos mostrarán que el lactante está en alguna etapa de desarrollo anatómico y fisiológico como un feto de edad gestacional similar. El nivel de madurez, del neonato a término, que le permite una transición exitosa a la vida extrauterina, está ausente en el lactante prematuro. El grado de ajuste de este último a un medio ambiente aéreo depende en gran parte de la edad gestacional y del peso.

La madurez anatómica y fisiológica del lactante prematuro o inmaduro, está adaptada a la vida intrauterina:
- El lactante es pequeño y fláccido, su piel es delgada y pueden verse pequeños vasos sanguíneos por debajo de la epidermis.

- La piel es rugosa y roja, con exceso de lanugo y poco vérnix caseoso.
- Los depósitos de grasa subcutánea aún no están presentes, de modo que el neonato parece marchito. Los lactantes prematuros muy pequeños, pueden parecer rellenitos por el edema, que pronto se pierde.
- La cabeza es relativamente grande en comparación al cuerpo, reflejando evidencia de crecimiento cefalocaudal. Los ojos son prominentes, pero están cerrados, las orejas son blandas y el mentón retrocede.
- Debido a los huesos blandos, el tórax es menos firme que el del lactante a término.
- La ingurgitación de las mamas, norma,l en el lactante a término, está ausente en el prematuro, ya que se debe a hormonas que pasan de la madre al feto en los últimos meses de gestación.
- El abdomen, parece protruir.
- Los genitales del lactante prematuro, varón, tienen pocas arrugas escrotales y los testículos no están descendidos.
- En la mujer, los labios vulvares y el clítoris son prominentes.
- Las extremidades son delgadas, con músculos pequeños.
- Las uñas de los dedos de manos y pies son, blandas y cortas. En las palmas de las manos y en las plantas de los pies, tienen pliegues mínimos, parecen suaves.
- Generalmente, el lactante prematuro, yace inactivo, con los brazos y piernas extendidos. La actividad refleja, no está desarrollada de forma completa. Aunque el feto succionó y deglutió en el útero, el reflejo de succión puede estar ausente, ser mínimo o ineficaz. Los reflejos de deglución, nauseoso y de la tos son débiles al nacimiento. Debido a estos factores, la aspiración puede ocurrir fácilmente.
- Otros signos neurológicos están disminuidos o ausentes.

B.   Cuidados de enfermería:

• Incapacidades fisiológicas.

Los cuidados de enfermeria en el lactante prematuro, difieren del neonato normal, y se basa, en las incapacidades fisiológicas de la inmadurez, que crean problemas en su cuidado.

1.   Pobre control de la temperatura corporal:

Debido a la gran cantidad de superficie cutánea, en proporción al peso corporal, la falta de aislamiento del tejido subcutáneo, el sistema nervioso inmaduro y el pobre desarrollo muscular.

2.   Dificultad respiratoria:

Es provocada por un centro regulador inmaduro, desarrollo incompleto de los alvéolos, debilidad de la caja torácica y de los músculos respiratorios. El intercambio gaseoso, está dificultado, por la membrana alveolar inmadura. Los reflejos nauseosos y de la tos son, demasiado débiles para limpiar la vía aérea, de material extraño. La distensión abdominal puede interferir con la acción del

diafragma. Puede ocurrir hipoventilación y episodios de respiración periódica, que es una aparición normal y frecuente en lactantes prematuros y no requiere tratamiento, se caracteriza por episodios esporádicos, durante los cuales, las respiraciones cesan hasta 10 segundos.

La respiración periódica, generalmente, no ocurre durante las primeras 24 horas de vida y no se acompaña de cianosis o bradicardia. Los episodios apneicos, difieren de la respiración periódica, en que son más prolongados, pudiendo aparecer en cualquier momento y provocar cianosis generalizada.

3.   Susceptibilidad aumentada a la infección:

Debido, a síntesis inmadura, formación de anticuerpos y defensa celular. Existe falta de sustancias inmunes, trasmitidas normalmente de la madre al feto durante los últimos meses de gestación. El lactante prematuro, tiene más vías para acceder a infecciones, la piel y las membranas mucosas, no son protectoras como las del neonato a término. El lactante inmaduro, no reacciona a la infección con hipertermia (elevación de la temperatura).

4.　　　　Dificultades con la nutrición:
Por ausencia o debilidad de los reflejos de succión y deglución, capacidad gástrica pequeña, motilidad disminuida, e incapacidad para absorber en forma adecuada las grasas u otros nutrientes, debido, a un sistema enzimático digestivo inmaduro. Dada su importancia, se ve más detalladamente en el punto 2.3.

5.　　　　Inmadurez de la función renal: produce incapacidad para excretar solutos en la orina.

C.　　　Consideraciones nutricionales:

En un lactante maduro, la succión, habitualmente, precede a la deglución, que a su vez inhibe la respiración. Cuando el lactante deglute, las vías nasales están abiertas, pero la epíglotis cerrada, permitiendo que el aire pase al estómago. Cuando la epíglotis se abre, el aire ingresa en la tráquea.

Debido a que la respiración, es inhibida durante la deglución, la aspiración no se produce. Sin embargo, en el lactante inmaduro, existen, cortos intentos de succión, que pueden ser precedidos o seguidos por la deglución. Cuando el lactante, no puede coordinar esta actividad, suele producirse la aspiración, así como la respiración periódica, poco después de completar una alimentación, aerofagia, por, grandes cantidades de aire en el esófago y estómago. El lactante inmaduro, cerece de buen tono muscular del cardias y presenta, regurgitaciónes con facilidad.

Después de haber deglutido el alimento, el tiempo de vaciado del estómago depende, del estado del neonato, el tipo de alimento ingerido, la cantidad de alimento y la posición en la que se sostiene al lactante durante la alimentación y después de ésta. Se aconseja, la posición lateral derecha o la prona después de alimentar a los neonatos, especialmente aquellos, que puedan mostrar intolerancia al volumen de líquidos administrado.

La ingesta de nutrientes, del lactante inmaduro, debe satisfacer los requerimientos individuales para el crecimiento, así como el reemplazo de pérdidas en heces y orina, y los debidos a lesión tisular. En consecuencia, no puede establecerse una sola forma para alimentar a todos los lactantes. El objetivo es, cubrir todos los requerimientos metabólicos de los distintos sistemas orgánicos en desarrollo del cuerpo. Los problemas relacionados con el logro de este objetivo, incluyen depósitos de grasa deficiente o ausente, hipoalbuminemia, reservas mínimas de glucógeno y bajos niveles de calcio y hierro. Al mismo tiempo, el tracto gastrointestinal inmaduro y la función renal limitada, hacen necesario, reducir la composición y el volumen de las alimentaciones, de modo que el lactante, pueda tolerarlas. Los requerimientos nutricionales del lactante inmaduro, dependen del ritmo individual del metabolismo, del peso corporal y de la edad gestacional.

D. Agua y calorías:

El contenido de agua corporal del lactante, es aproximadamente, del 85% del peso corporal a las 28 semanas de gestación, disminuyendo hasta el 70% al término. El lactante de bajo peso, al nacer, tiene aumentado el contenido de agua en la piel, la permeabilidad cutánea y posee una epidermis fina, estando en peligro, de pérdida de agua extracelular, aumentando, esta pérdida si el lactante está en una incubadora de pared única o en un radiador, o si se producen pérdidas adicionales del tracto gastrointestinal.

El peso corporal, es la mejor indicación de cantidad de líquido perdido. Una pérdida superior al 10% de su peso, en los primeros 3 – 4 días siguientes a su nacimiento, puede ser excesiva. Cuando se pierde cantidad de líquido, el hematocrito aumenta y pueden producirse períodos apneicos. Es importante monitorizar, los requerimientos de líquidos, como mínimo a través del peso diario; medición de ingresos y pérdidas; pruebas, para determinar los niveles de electrolitos, uremia, osmolaridad urinaria; densidad urinaria y registro de temperatura corporal y ambiental.

E.   Proteínas:

La cantidad de proteínas requeridas por el lactante de bajo peso, al nacer, depende de la calidad de las proteínas suministradas. Aunque, la ingesta óptima de proteínas no ha sido establecida, se estima que son necesarios entre 3 – 4 gramos por Kg y día, representando del 10 % – 15 % de la ingesta calórica. El tipo de proteínas y aminoácidos administrados es importante para, el mantenimiento de una nutrición óptima.

Los lactantes inmaduros, precisan de algunos aminoácidos que no requieren los neonatos a término. Es importante recomendar la alimentación con leche materna o fórmulas comerciales, con predominio de proteínas de suero.

F.   Grasas:

Tienen alto valor combustible y también transportan vitaminas liposolubles. El tipo de grasa ingerido, la superficie de la cual puede absorberse y el funcionamiento del páncreas y el hígado, determinan su utilidad en lactantes de bajo peso al nacimiento. En general, la grasa de la leche humana y ciertas grasas vegetales se toleran mejor que la grasa de manteca. La inmadurez del páncreas y el hígado, pueden producir malabsorción de grasas, reduciendo el ritmo de crecimiento en lactantes de bajo peso. Para estos lactantes se sugiere una alimentación, en la cual, las grasas contribuyan con un 30 % – 40 % de las calorías totales.

G.   <u>Vitaminas y sodio</u>:

Los lactantes de bajo peso al nacer, crecen rápidamente y por eso necesitan apaorte de vitaminas extras, para mantener su ritmo de crecimiento, especialmente la vitamina D, que previene el raquitismo, y de la vitamina E ,para la anemia hemolítica.

Los lactantes prematuros, muy pequeños, son propensos a hiponatremia en época temprana de la vida, consecuente, a un bajo ingreso de sodio e inmadurez renal. Los lactantes nacidos a término necesitan 1 – 1.5 mEq de sodio por Kg y día, sin embargo, los lactantes de menos de 32 semanas de gestación requieren entre 2 – 4 mEq para prevenir la hiponatremia. Es necesario el control del sodio sérico y los niveles de electrolitos como mínimo una vez a la semana.

Los minerales, tambien necesarios para el crecimiento y desarrollo normal. Los lactantes pretérmino, pueden carecer de alguno de estos minerales, porque la mayoría son proveen, durante los dos últimos meses de gestación y también por la terapia parenteral prolongada, si no se suple con estas sustancias, puede aumentar la deficiencia.

H.   <u>Técnica de alimentación</u>:

La forma en la cual los lactantes de bajo peso al nacer son alimentados, depende de sus pesos al nacimiento y de las edades gestacionales. Habitualmente son alimentados por sonda o por vía parenteral, hasta que tienen un reflejo nauseoso adecuado. También, pueden ser alimentados por una sonda nasoyeyunal pasada a través del píloro hasta el duodeno.

Los lactantes de bajo peso, que reciben alimentación por sonda, se benefician, con la succión no nutritiva, utilizando, un chupete durante y despues de cada alimentación.

Estos lactantes, están preparados para alimentaciones orales más pronto y ganan más peso, que los que no tuvieron la oportunidad de succión no nutritiva. Los lactantes prematuros, indican estar preparados para succionar del pecho materno, cuando la succión es vigorosa y puede estimularse por un tubo gástrico u otro objeto colocado cerca de la boca, cuando pueden coordinar la succión y la deglución, y cuando se despiertan antes de las tomas y duermen después de ellas.

Tanto en cantidad como en calidad, las proteínas de la leche materna son de mejor calidad para el lactante inmaduro. La leche materna es también, el alimento menos alergénico y más digerible para lactantes pequeños, cuyas enzimas gastrointestinales inmaduras no pueden degradar las sustancias complejas para su absorción y asimilación. Como la leche materna tiene una carga de soluto más baja, se coloca menos carga en los riñones inmaduros. También se ha descubierto que la leche materna puede proveer cierta protección contra, la enterocolitis necrotizante aguda, en desarrollo del lactante prematuro. Esta protección, se debe a la presencia de macrófagos en la leche no congelada, que controlan el crecimiento de bacterias potencialmente patógenas.

- Alimentación con biberón:
1. Selección de tetina suave apropiada para el tamaño y la fuerza del neonato individual es importante.

2.   Los alimentos calentados, se administran lentamente en pequeñas cantidades y a intervalos frecuentes.

3.   Sacudir al lactante con frecuencia.

4.   La subalimentación, es menos dañina que la sobrealimentación.

5.   El lactante prematuro, en una incubadora debe sostenerse en una posición semisentado y debe colocarse sobre el brazo derecho o en posición prona después de la alimentación.

6.   Succionar, más de 20 minutos, en una alimentación, puede ser demasiado fatigante para un lactante pequeño.

I.   Necesidad de estimulación.

La investigación durante los últimos años ha demostrado, que los lactantes de alto riesgo, que nacen a término y son colocados en el medio ambiente de la sala neonatal, donde tienen estimulación, se desarrollan mejor y tienen menos problemas físicos que los que no reciben esta estimulación. Específicamente, el ser colocados en colchones de agua, el ser acunados suavemente, en una cuna de incubadora y al estar expuestos a una estimulación auditiva, como registro de los latidos cardíacos maternos y de las voces de sus madres, minimizó el cambio del ambiente del útero al de la sala de recién nacidos.

Estas formas de estimulación sensorial y enriquecimiento ambiental, aumenta el desarrollo del lactante pretérmino y tiene influencia positiva sobre la ganancia de peso y los niveles de ansiedad. Debido a que esta estimulación sensorial es beneficiosa para los recién nacidos pretérmino, se les permite a los padres, visitar a sus hijos con frecuencia. En algunos hospitales, los lactantes de alto riesgo, que pesan entre 1.800 y 2.250 g y parecen ir bien, pueden ser llevados incluso, a las camas de sus madres para estimular su interacción. Se aconseja a los padres el acariciarlos, tocarlos, mecerlos, hablarles, cantarles, etc.

Desde el momento del nacimiento, lo que el lactante observa en el rostro del cuidador, como cuando uno de los padres imita el movimiento del recién nacido, ayuda al desarrollo de un autoconcepto temprano. El personal de enfermería que ayuda a los padres a que estimulen sensorialmente a sus lactantes de alto riesgo, les están enseñando mucho más que las técnicas de cuidado físico básico.

6.3 Apoyo y educación de los padres.

El nacimiento de un lactante de bajo peso, representa, una crisis para la familia. Habitualmente, a menos que los padres hayan esperado un nacimiento múltiple y sepan que los lactantes pueden ser prematuros, no tienen aviso y en consecuencia no están preparados para el acontecimiento.

En un rápido viaje al hospital, después del inicio del trabajo de parto, se trata habitualmente a la madre, con algún grado de aprehensión y se transporta rápidamente a la sala de partos. Si se requiere una intervención cesárea, puede darse a la madre anestesia general, de forma que no estará consciente al nacimiento.

Los padres pueden ver o no a su hijo, antes de que sea colocado en la incubadora. Pueden asustarse, por el aspecto poco atractivo del recién nacido de bajo peso, para lo cual, deben estar preparados antes de tiempo.

Aunque los padres puedan tener muchas preguntas después del nacimiento, los médicos y el personal de enfermería, con frecuencia, evitan contestarlas de forma directa, porque no desean surgir falsas esperanzas o desesperación. Los padres pueden detectar un ambiente de preocupación que rodea el lactante y responder con ansiedad y temor.

ENFERMO TERMINAL

INTRODUCCIÓN

En la situación de enfermedad terminal, influyen una serie de características importantes para, establecer adecuadamente la terapéutica y el plan de cuidados de los enfermos terminales.

Los elementos fundamentales son:

- Presencia de enfermedad avanzada.
- No hay posibilidades razonables de respuesta al tratamiento específico.
- Síntomas múltiples, intensos, cambiantes y problemas.
- Impacto emocional en paciente, familia y equipo terapéutico, muy relacionado con la presencia, explícita o no, de la muerte.
- Pronóstico de vida corto, no superior a los seis meses.

La demanda de atención y soporte frente a esta situación, sitúa al personal sanitario a responder adecuadamente. Un ejemplo de estas enfermedades son el cáncer, el SIDA y las insuficiencias orgánicas (cardiaca, hepática etc.).

1. - CONCEPTO DE ENFERMO TERMINAL

Se considera enfermo terminal, al paciente que sufre una enfermedad sin posibilidades de curación, recibiendo únicamente tratamientos paliativos y su muerte es próxima.

Es importante diferenciar entre el paciente terminal y al paciente terminal en fase final. Este último es el que presenta signos evidentes de muerte inmediata.

Paciente terminal, no es sinónimo de paciente encamado ni de persona incapacitada para el trabajo o las relaciones familiares. Muchos de estos pacientes mantienen una situación de autocuidado y desarrollan actividades cotidianas

El periodo, en que el enfermo sufre consecuencias de la enfermedad irreversible y que acaba con la muerte se denomina "agonía". Periodo con cargas de dolor, deterioro físico y angustia, que evidentemente disminuye la vida de los pacientes.

El proceso de agonía es progresivo. El tipo de deterioro y la rapidez con que evoluciona depende de la patología, siendo la fase final muy similar en todos los pacientes.

El cuidado del enfermo terminal, debe abordarse desde la doble perspectiva enfermo-familiar. La familia sufre el proceso y a la vez, condiciona con su comportamiento el nivel de calidad de vida del paciente.

2. - CUIDADOS DEL ENFERMO TERMINAL

2.1 Objetivo

- Conseguir el máximo de bienestar físico y serenidad en el paciente.
- Atención integral, que se tengan en cuenta los aspectos, físicos, sociales, familiares y también espirituales. Debe ser una atención individualizada y continuada.
- La unidad a tratar es el enfermo y la familia, siendo esta última el núcleo primordial de apoyo al paciente.
- Conseguir un ambiente de respeto, soporte, confort y comunicación, que influye en el control de síntomas del paciente.

2.2 Problemas de salud

A Físicos:
1.   Dolor:
Es el síntoma más frecuente en la enfermedad terminal y el más temeroso. La prevalencia de dolor aumenta, a medida que evoluciona la enfermedad y esté, es uno de los factores que más afecta la calidad de vida.
2.   Insomnio:
{ Relacionado con el dolor,

{ Alteración de su bienestar (postura forzada, calor etc.).

{ Angustia espiritual.
3.   Anorexia:
Incapacidad del paciente para la ingesta, ya sea por su propia enfermedad, pero, también influyen factores como el miedo al vómito, fatiga, alteraciones en la boca y el exceso de medicamentos.
4.   Nauseas y vómitos:
Frecuentes, en la fase final de la enfermedad, ya sea por obstrucción intestinal, estreñimiento, distensión del tracto digestivo etc.
5.   Disnea:
Dificultad para respirar. Es el síntoma principal en la fase avanzada, siendo el pronóstico muy grave, a corto plazo.

6.   Alteraciones de la mucosa bucal:
Sequedad de boca, por la escasa o nula ingesta líquida vía oral.
7.   Riesgo de afectación del tejido corneal en los ojos:
Relacionado con el estado de conciencia y disminución de la secreción lacrimal.
8.   Riesgo de ulceras por presión:
La inmovilidad para mantener la postura corporal adecuada, la afectación al nivel de conciencia y la humedad de la piel, ya sea por sudación o incontinencia urinaria favorecen la presencia de escaras.

B. Psicológicos:

El proceso "agonía y muerte", afecta a un número determinado de pacientes en la fase terminal. Existiendo reacciones comunes, la mayoría, al percibir lo que sucede, atraviesa una fase de "rechazo y soledad", no admitiendo que se está muriendo. Cuando el sentimiento disminuye, la reacción es de ira. En ocasiones, el paciente afronta la situación pero, al hacerse palpable la pérdida de familiares, surge la depresión, característica universal de "agonía"

La soledad, es una de las inquietudes más grandes, con preferencia, para los que mueren ingresados, ya sea un hospital, residencia etc. Está relacionada con el deterioro psicofísico, que dificulta la relación social.

También, se produce una alteración en los procesos de relación familiar, estado en que la familia, normalmente constituida se ve afectada por un factor de estrés, que desafina su capacidad de funcionamiento previamente eficaz. Está relacionado, con el proceso de adaptación a la enfermedad terminal de un miembro de la familia.

2.3 Actividades del auxiliar de enfermería

- Higiene diaria del enfermo:

El paciente terminal, está generalmente encamado. Hay que ser exhaustivos en sus cuidados, para evitar alteraciones cutáneas que aumenten su malestar.

- Dolor:

El cuidado integral, es importante, aunque, los analgésicos son el eje de mejoría, también ayuda, escucharle y hablarle, así como los cambios posturales.

- Prevención de ulceras:

Se mantendrá la ropa limpia, estirada, y seca. Al realizar los cambios posturales, cada una o dos horas, se evitará al máximo, el roce de la piel con la ropa de la cama.

- Alimentación:

Ante la anorexia que manifiesta el paciente, las medidas alimentarias consistirán, en una preparación adecuada de los alimentos y ofrecer al enfermo, comidas frecuentes, en pequeñas cantidades y de fácil digestión.

En la situación de agonía, la dieta debe limitarse a pequeñas ingestas de líquidos y a cuidados de boca. Algunos pacientes, reciben alimentación por sonda nasogástrica.

- Cuidados de los ojos:

Se limpian frecuentemente con solución salina, para evitar él acumulo de secreciones y la sequedad de la córnea.

- Insomnio:

1. Evitar las interrupciones de sueño, ya sea diurno o nocturno (termómetros, procedimientos terapéuticos etc.).

2. Crear un ambiente favorecedor del sueño (luz apagada, puertas cerradas, evitar ruidos etc.).

3. Respetar y fomentar el descanso diurno.

- Información a los familiares:

Establecer una comunicación abierta, es un escollo difícil de salvar en la práctica diaria. La muerte y el proceso de morir evocan en los cuidadores, reacciones psicológicas que conducen directa o indirectamente a evitar la comunicación con el paciente y su familia.

Para conseguir una correcta comunicación:

1.   Intentaremos, compartir sentimientos con un dialogo abierto y sincero. En ocasiones la comunicación no verbal, (coger la mano, acariciar la cabeza), es un recurso útil para demostrar empatía hacia la persona.

2.   Dar respuestas no evasivas a las preguntas del paciente y/o familia, sin fomentar esperanzas. Generalmente, lo que el paciente quiere no es la confirmación de lo que ya sabe o intuye, sino más bien morir acompañado y sin dolor. En estos casos lo apropiado es responder con otra pregunta ¿Tiene dolor?, ¿Puedo hacer algo por usted?.

3.   Interesarse de las necesidades espirituales del enfermo y su familia, por si podemos ayudarles. Respetar creencias, ideas y prácticas individuales de cada enfermo.

• Atención a la familia:

La situación de la familia vive caracterizada por, un gran impacto emocional condicionado por la presencia de múltiples "temores" o "miedos". La muerte está siempre de forma poco explícita

En la atención a la familia se intentará: .

1.   Aproximarse a la familia con cordialidad y respeto.

2.   Observar y escuchar, cuando un miembro solicita nuestra atención.

3.   Resaltar a la familia su capacidad de apoyo.

4.   Ofrecer a la familia una función, en el cuidado del paciente, si lo desean y están capacitados.

5.   Respetar las reacciones de cada miembro de la familia ante la perdida y no hacer juicios de valor sobre ella; si lo hiciéramos fomentaríamos el sentimiento de culpabilidad,

CONSTANTES VITALES
GRAFICAS

INTRODUCCIÓN

Una de las funciones propias del auxiliar de enfermería consiste, en observar y vigilar al enfermo. Para ello, requiere conocimientos básicos sobre las constantes vitales (respiración, pulso, temperatura y presión arterial).

Las constantes vitales quedan reflejadas en una gráfica, mediante la cual se evalúa el proceso del enfermo.

1. - TEMPERATURA

A la cantidad de calor del organismo, se le denomina "temperatura". El hombre es capaz de mantener su temperatura corporal dentro de unos valores casi constantes. El centro regulador de la temperatura es, el hipotálamo. Funciona, coordinando los procesos de regulación y perdida de calor. Los principales mecanismos de producción son, las reacciones metabólicas intracelulares y la actividad muscular, mientras que las perdidas, pueden ser, por evaporación (sudación, conducción etc.).

1.1 Valores de la temperatura

En general, se admite la temperatura <u>axilar de 37° C</u> y la <u>rectal de 37.5° C,</u> como normales.

- Los lactantes y personas las de edad avanzada, suelen tener aumentada la temperatura comparativamente a los jóvenes.

- Las emociones y la ansiedad pueden elevar la temperatura.

1.2 Alteraciones patológicas de la temperatura

A. <u>Hipotermia:</u>
Descenso de la temperatura por debajo de 35° C.

B. <u>Hipertermia, fiebre o pirexia:</u>
Elevación de la temperatura por encima de los valores normales. Podemos distinguir distintos tipos de fiebre:
1. Fiebre en aguja o intermitente:
La temperatura presenta bruscos ascensos y descensos.
2. Fiebre remitente:
La temperatura varia en un grado o dos durante el día, pero no baja a los niveles normales.
3. Fiebre en meseta o continua:
La temperatura permanece alta y varia muy poco durante el curso de cada día.

1.1 Termómetro

Instrumento que sirve para medir la temperatura corporal. Está graduado en décimas de grado, desde 35° C a 42° C. Es un tubo de cristal alargado y calibrado en grados, en cuyo interior existe una columna de mercurio, que se dilata como respuesta al calor del cuerpo.

Previamente a medir la temperatura corporal, se debe comprobar, que el termómetro esté bajado y limpio,

1.4 Zonas donde se puede tomar la temperatura

A.   Recto:
La temperatura en el recto está indicada, cuando el paciente es portador de oxigenoterápia, lleva una sonda Levin o ha sido sometido a cirugía bucal o nasal.

Esta contraindicado, cuando es paciente intervenido del recto o presenta cuadros diarréicos.

- Técnica:
    1. Explicar la maniobra al paciente.
    2. Comprobar que la columna de mercurio del termómetro está situada por debajo de 35° C.
    3. Aplicar lubricante al termómetro.
    4. Colocar al paciente en decúbito lateral y sujetarlo si es necesario.
    5. Introducir la zona de depósito de mercurio del termómetro más de 2 cm. Esperar 5 minutos.
    6. Tras retirarlo, limpiar con solución detergente y almacenar en un recipiente, lleno de solución antiséptica, propio del paciente. Cambiar la solución cada 24 horas.

B. Axila:
El termómetro se coloca entre la cara interna del brazo del paciente y el tórax y se conserva el brazo cruzado sobre el pecho.

- Técnica:
1. Explicar la maniobra al paciente.
2. Comprobar que la columna de mercurio del termómetro está situada por debajo de 35ª C.

3. Comprobar que el pliegue axilar esté seco.
4. Colocar el termómetro en la axila.
5. Comprobar que el termómetro está en contacto con la piel.
6. Mantenerlo en posición durante 5 minutos al menos.
7. Colocar el termómetro en un recipiente, lleno de solución antiséptica, propio del paciente. Cambiar la solución cada 24 horas. O lavarlo con agua y jabón después del uso. Secarlo y guardarlo en un estuche.

C. Oral:
Asegurarse de que el paciente no ha ingerido una bebida fría o caliente, previa a la toma de temperatura y colocar el termómetro debajo de la lengua con la boca cerrada. Esta forma de aplicación está contraindicada en niños, enfermos agitados o inconscientes.

• Técnica:
1. Explicar la maniobra al paciente.
2. Comprobar que la columna de mercurio del termómetro está situada por debajo de 35° C.
3. Colocar el termómetro bajo la lengua del paciente, manteniéndolo durante 3 minutos al menos.
4. Retirar el termómetro, leer la temperatura e inscribirla en la gráfica.
5. Bajar la columna de mercurio a nivel inferior a 35° C.
6. Colocar el termómetro en un recipiente, lleno de solución antiséptica, propio del paciente. Cambiar la solución cada 24 horas. O lavarlo con agua y jabón después de su uso.
7. No realizar la lectura inmediatamente después que el paciente haya comido, bebido o fumado.

2. - PULSO

El pulso arterial, es una dilatación transitoria de la arteria, debida a la llegada brusca, de una cierta cantidad de sangre procedente del corazón. Se percibe, al palpar con los dedos, la arteria situada sobre un plano duro (hueso).

2.1 Características del pulso arterial

A. Frecuencia:
Es el número de pulsaciones por minuto. El valor normal es de 60 a 80 pulsaciones.
B. Ritmo:
Es la irregularidad conque aparecen las pulsaciones. El pulso debe ser rítmico, es decir a intervalos regulares.
C. Intensidad:
Es el grado de fuerza de las pulsaciones

2.2 Alteraciones del pulso arterial

A. Taquicardia:

Alteración de la frecuencia, aumenta el número de pulsaciones por minuto (superior a 100).

B. Bradicardia:

Alteración de la frecuencia, disminución del número de pulsaciones por minuto (inferior a 60 pulsaciones).

C. Pulso débil:

Disminuye la intensidad, es una alteración del ritmo.

D. Pulso fuerte:

Aumenta la intensidad, también es una alteración del ritmo.

2.3   Técnica de medición del pulso

1.   Se colocan los dedos índice y medio sobre la arteria, y al percibir los latidos se van contando. Nunca debe tomarse con el dedo pulgar, pues tiene latido propio.
2.   Unicamente puede tomarse el pulso, en las arterías superficiales, radial, carótida, humeral y pedía.
3.   Generalmente el pulso, se toma cuando se toma la temperatura, diariamente por la mañana y por la tarde.
4.   Contar las pulsaciones radiales, durante 30 segundos.
5.   Si presenta arritmias, hacer el recuento durante 60 segundos.
6.   Igualmente, si hay arritmias, a continuación de la toma del pulso radial, hacer un nuevo recuento, con el fonendoscopio situado sobre el 5° espacio intercostal, línea media clavicular.
7.   Inscribir los resultados en gráfica, señalando cualquier anomalía y puntualizando si es periférico (radial) o central (epicárdico).

3. - TENSIÓN ARTERIAL

Es la presión que circula la sangre por el interior de las arterias. Depende de tres factores:

• Fuerza de contracción cardíaca
• Volumen de sangre circulante o volemia
• Resistencia periférica.

La tensión, aumentará cuando lo haga alguno de sus factores y disminuirá en caso contrario. En condiciones normales, la presión arterial aumentará o disminuirá con cada contracción y relajación de los ventrículos, tenemos pues valores diferentes:

A. Presión sistólica:
Presión máxima que se alcanza en la aorta y en las arterias periféricas, como consecuencia, de la expulsión de sangre por el ventrículo izquierdo durante la sístole.

B. Presión diastólica:
Es la presión más baja que se alcanza en las arterias. Corresponde a la fase de reposo del ventrículo.

C. Presión diferencial:
Es la diferencia entre la presión sistolica y la diastólica.

Los valores normales de la T.A. en un individuo de edad media son:
Sistólica 120 a 140
Diastólica 70 a 90

Hay que tener en cuenta que la presión arterial aumenta con la edad, por lo que un anciano tendrá más presión que un joven, también aumenta con las emociones, intranquilidad y ejercicio físico.

3.1 Material necesario

• Esfignomanómetro.
• Fonendoscopio.

3.4 Técnica de medición

1. Explicar la maniobra al paciente.
2. Colocar el brazo del paciente, extendido y apoyado.
3. Situar el manguito alrededor del brazo del paciente, dejando libre la flexura del codo.

4. Localizar por palpación el latido de la arteria braquial y situar la membrana del estetoscopio sobre este punto.
5. Cerrar la válvula del aire, e insuflar el manguito hasta una presión 180 mmHg o más si el paciente es hipertenso
6. Dejar salir el aire lentamente, escuchando la aparición de latidos con el estetoscopio.
7. Al escuchar el primer latido, se tomará como tensión arterial sistólica, la cifra que marque en ese momento el esfignomanómetro.
8. Al dejar de escuchar los latidos, o cambiar ostensiblemente el tono de los mismos, se tomará como tensión arterial distólica, la cifra que marque en ese momento el esfignomanómetro.
9. En el caso de que al comenzar el descenso en 180 mmHg se escuche el latido, volver a insuflar, elevando la presión.
10. Desinflar por completo el manguito, retirárlo.
11. En el caso de que el paciente, presente arritmias o bradicardia, realizar el descenso de la presión muy lentamente.
12. Registrar los resultados en gráfica.
13. En caso de dudas sobre la medición, repetir la medición pasados 2 minutos.
14. En caso de necesidad (amputaciones, quemados, etc.) se tomará la medición en el muslo, con igual técnica y utilizando la arteria poplitea.
15. Si un latido no es audible, se palpará la arteria considerando tensión arterial sistólica la cifra leída con el primer latido. La diastólica no se puede medir con este método.

4. - RESPIRACIÓN

La respiración tiene como finalidad, que la sangre venosa que llega a los pulmones, salga de ellos, transformada en sangre arterial. El centro regulador de la respiración se halla, en el bulbo raquídeo.

La respiración consta de dos fases:

1.   Inspiratoria, en la que el tórax se expende.
2.   Espiración o relajación.

Se denomina "frecuencia respiratoria", al número de respiraciones por minuto.

4.1 Técnica

1.   Colocar la mano sobre el tórax y contar el número de inspiraciones, es decir, de elevaciones del tórax, provocadas por la inspiración.
2.   Contar las respiraciones durante 60 segundos.
3.   Evitar que el paciente aprecie la medicación.
4.   Registrar los resultados en gráfica.

4.2 Actitud del auxiliar ante problemas respiratorios

En ausencia del médico o enfermera, el auxiliar, colocará al paciente, en posición de Fowler, le aislará con un biombo, si está en habitación compartida, le tranquilizará, por el dolor que acusa debido a la modificación de la respiración y al aumento de la angustia por sensación de falta de aire.

Debemos evitar, que el enfermo se enfríe, pues por su agitación tiende a descubrirse.

5. - GRAFICAS

Es el documento, donde se reflejan todas las observaciones relacionadas con el paciente. Es un registro exacto y actualizado de los signos vitales.

El tipo de gráfica depende del hospital, hay gráficas diarias (UVI), mensuales y gráficas horarias.

- La respiración se anota mediante puntos en <u>color negro</u> y se identifica con una "R".
- La temperatura se identifica con una "T". Se anota en <u>color rojo</u> mediante puntos que se unen para dar una curva.
- El pulso se anota en <u>color azul</u> de manera similar a las anteriores, se identifica con una "P".
- La tensión arterial se representa con "TA".
- El balance, nos indica la cantidad de líquidos tomados o perdidos por el paciente.

TEMA XXIV

DROGODEPENDENCIAS

INTRODUCCIÓN

El término genérico de trastornos por uso de sustancias psicoactivas (drogodependencias), se aplica a todas aquellas sustancias que introducidas en el organismo, afectan o alteran el estado de ánimo y la conducta, acarrean trastornos incapacitantes, para el consumidor en la esfera personal, laboral, social, física y familiar, y padece síntomas y estados característicos como intoxicación, tolerancia, dependencia y síndrome de abstinencia.

Esta definición es equivalente a la de droga, por la que se entiende toda sustancia que introducida en el organismo vivo puede modificar una o más funciones de éste.

En nuestro mundo actual, el fenómeno de las drogodependencias, término genérico utilizado para referirnos a todas las drogas o sustancias con poder psicoactivo o psicotropo, tiene gran relevancia. Es un serio problema de salud pública y de inseguridad ciudadana, de sufrimiento, para los adictos a las mismas y para sus familias.

El fenómeno de las drogodependencias es más complejo de lo que una simple visión del mismo pueda parecernos y se suele pasar por alto que si hablamos de drogodependencias, hablamos de drogas en un sentido amplio, de todas las drogas. Las legales y las ilegales.

El tabaco, el alcohol y los distintos medicamentos (tranquilizantes, hipnóticos, barbitúricos) que, utilizados sin control médico, automedicados, o en algún caso para controlar o reducir el dolor en enfermedades graves e incurables bajo control médico, pueden producir también dependencia.

1. CONCEPTOS BÁSICOS EN DROGODEPENDENCIAS

1.1 Clasificación de las drogas

Las drogas se han clasificado dependiendo de distintos criterios. Históricamente se han clasificado por su origen (naturales, sintéticas y semisintéticas), por su estructura química, por su acción farmacológica, por el medio sociocultural (legales o ilegales, institucionalizadas o no institucionalizadas, duras o blandas).

Los manuales de diagnóstico clínico, consideran en el apartado de sustancias psicoactivas las siguientes:

- Alcohol
- Nicotina
- Anfetaminas o simpaticomiméticos de acción similar
- Cannabis

- Alucinógenos
- Inhalantes
- Opiáceos.
- Fenciclidina (PCP).
- Sedantes, hipnóticos y ansiolíticos.

Al mismo tiempo, todas estas sustancias pueden agruparse en tres tipos, dado que las sustancias de cada tipo tienen características en común:

- Alcohol y sedantes, ansiolíticos o hipnóticos.
- Alucinógenos y fenciclidina (PCP).
- Cocaína y anfetaminas o simpaticomiméticos de acción similar.

Otra clasificación muy usada es la siguiente:

- Estimulantes del SNC (cocaína, anfetaminas, cafeína, nicotina).
- Depresores del SNC (alcohol, opiáceos, ansiolíticos).
- Perturbadores de la visión del mundo y de los objetos (marihuana, LSD).

1.2 Uso, abuso y dependencia

Por uso, se entiende, el consumo de una sustancia que no acarrea consecuencias negativas en el individuo. Habitualmente ello se produce cuando los consumos son esporádicos. Esto implica que hace un uso esporádico de la sustancia o utilizar dosis moderadas.

El abuso, se da cuando hay un uso continuado, a pesar de las consecuencias negativas que ello acarrea para el individuo.

Aunque se puede hacer la distinción entre uso y abuso, distintos estudios indican que entre uno y otro hay un continuo, la mayoría de las veces difícil de diferenciar.

La dependencia, se da cuando hay un uso excesivo de la sustancia que produce consecuencias negativas, significativas a lo largo de un amplio periodo de tiempo.

En este sentido, cabe diferenciar dos tipos de dependencia. La dependencia física y la dependencia psicológica.

Por dependencia física se entiende, el estado de adaptación que se manifiesta por la aparición de intensos trastornos físicos, cuando se interrumpe la administración de la droga o se influye en su acción, por la administración de un antagonista específico.

Por dependencia psíquica o psicológica, se entiende, la situación en la que existe un sentimiento de satisfacción y un impulso psíquico que exigen la administración regular o continua de la droga, para producir placer o evitar malestar.

Históricamente, la denominación de adicción, aplicada a las sustancias psicoactivas, ha sido sustituida por la de dependencia.

Al mismo tiempo, ha surgido otro término nuevo, el de conductas adictivas, en el que se incluye la aparición de distintas conductas patológicas que presentan dependencia, tanto con la intervención de sustancias químicas, como sin la presencia de ellas (por ejemplo, el juego patológico).

1.3 Adicción y conducta adictiva

En una adicción hay cuatro elementos esenciales:

• Un fuerte deseo o un sentimiento de compulsión para llevar a cabo la conducta particular.
• Capacidad deteriorada para controlar la conducta.
• Malestar y angustia emocional cuando, la conducta es impedida o dejada de hacer.
• Persistir con la conducta a pesar, de la clara evidencia de los problemas que ésta produce.

Esto viene a indicar que el individuo se ve llevado por su adicción y que cuando no puede llevarla a la práctica o realizarla se encuentra mal.

Como consecuencia de esto, la adicción se convierte en el centro de su vida, o en una parte muy importante de ella, descuidando el resto de sus facetas, tanto personales como profesionales.

Su incapacidad de controlar la conducta le hace sentirse mal, cayendo paulatinamente en un estado de deterioro y en un círculo vicioso ya que, aún queriendo salir de su adicción, le va a ser muy difícil, si no imposible, conseguirlo por sí mismo.

El no buscar ayuda puede hacer cada vez más crónica su adicción; de ahí la gran importancia de detectar rápidamente la adicción en las personas que la padecen e intervenir sobre la misma.

Hoy, sabemos que cualquier actividad humana tiene el potencial de convertirse en una conducta adictiva. Algunas de estas actividades pueden describirse como negativas, otras no.

Entre las conductas adictivas se incluye también el juego patológico, el trabajo compulsivo, el gasto compulsivo, el comer compulsivo, algunas conductas criminales reincidentes, conductas sexuales adictivas, etc.

1.4 Vía de administración

Cuando se habla de consumo de drogas cobra gran importancia la vía de administración, ya que según sea una u otra, así va a ser más rápido el efecto a nivel fisiológico y con mayor o menor rapidez se producirá la intoxicación.

Cuando las drogas se administran por vías que producen efectos placenteros inmediatos su potencial de adicción es más alto que cuando se utilizan por otras vías.

También, dependiendo de la vía de administración, el grado de peligrosidad de la sustancia varía.

Hay seis vías de administración:

- Oral (en forma de ingestión, mascado o sublingual).
- Pulmonar (inhalada o fumada).
- Nasal.
- Intravenosa.
- Intramuscular o subcutánea.
- Rectal.

La vía pulmonar, es la que permite que la sustancia llegue con mayor rapidez al cerebro, en menos de diez segundos en la mayoría de las sustancias psicoactivas.

En todo caso, la dosis y frecuencia de consumo es importante

para pasar del uso al abuso y a la dependencia.

1.5 Tolerancia

Por tolerancia, se entiende, el estado de adaptación caracterizado por la disminución de la respuesta a la misma cantidad de droga o por la necesidad de una dosis mayor para provocar el mismo efecto.

La exposición repetida ocasiona, que la droga sea metabolizada con mayor rapidez y la duración e intensidad del efecto deseado se reduzca considerablemente. Para obtener el mismo efecto se debe aumentar la dosis y la frecuencia de administración.

Dentro de la tolerancia se diferencia a su vez la tolerancia cruzada. Se trata de un fenómeno en el que se toma una droga y aparece tolerancia no sólo a esa droga, sino también a otra del mismo tipo.

La tolerancia está muy relacionada con la dependencia. Así, también existe el fenómeno de la dependencia cruzada, el cual se refiere a la capacidad de una droga para suprimir el síndrome de abstinencia producido por otra.

La utilización de la dependencia cruzada es la base de la mayoría de los métodos de desintoxicación.

1.6   Síndrome de abstinencia

El síndrome de abstinencia, es el conjunto de síntomas y signos que aparecen en una persona dependiente de una sustancia psicoactiva cuando, deja bruscamente de consumirla o la cantidad consumida es insuficiente.

En el caso de los opiáceos se diferencia, el síndrome de abstinencia agudo, el síndrome de abstinencia tardío y el síndrome de abstinencia condicionado.

El síndrome de abstinencia agudo consiste, en un conjunto de síntomas y signos orgánicos y psíquicos que aparecen inmediatamente después de interrumpir el consumo del opiáceo del que la persona es dependiente.

El síndrome de abstinencia agudo en consumidores de opiáceos, suele ser espectacular pero poco peligroso, a diferencia de otros síndromes de abstinencia agudos, como ocurre con el alcohol y los barbitúricos.

El síndrome de abstinencia tardío aparece después del síndrome de abstinencia agudo; esto es, después de 4 a 12 días de la aparición del síndrome de abstinencia. Se caracteriza por un conjunto de disregulaciones del sistema nervioso neurovegetativo y de las funciones psíquicas básicas, que persisten durante un largo periodo de tiempo, meses o años, después de conseguirse la abstinencia.

Por su parte, el síndrome de abstinencia condicionado consiste en la aparición de la sintomatología típica de un síndrome de abstinencia agudo en un individuo que ya no consume, al ser expuesto de nuevo a los estímulos ambientales que fueron condicionados (asociados) al consumo de la sustancia de la que era dependiente.

1.7   Intoxicación

La intoxicación aguda es un estado transitorio consecutivo a la ingestión o asimilación de sustancias psicotropas o de alcohol que produce alteraciones del nivel de conciencia, de la cognición, de la percepción, del estado afectivo, del comportamiento o de otras funciones y respuestas fisiológicas y psicológicas.

Lo que caracteriza a la intoxicación es la desadaptación conductual y un síndrome específico para cada sustancia psicoactiva.

Como vemos, la intoxicación incluye algo más que la mera intoxicación fisiológica que a veces se produce por el uso recreativo de estas sustancias.

Los síntomas que se presentan con más frecuencia en la intoxicación son:

- Trastornos de la percepción.
- Trastornos de la vigilia.
- Trastornos de la atención.
- Trastornos del pensamiento.
- Trastornos de la capacidad de juicio.
- Trastornos del control emocional.
- Trastornos de la conducta psicomotora.

1.8   Politoxicomanía

Un concepto que está asociado al uso, abuso y dependencia de las distintas sustancias psicoactivas, es el conocido con el nombre de politoxicomanía, poliadicción o uso de sustancias múltiples.

Con él nos referimos al abuso y dependencia que suelen darse en las personas que teniendo un diagnóstico principal de dependencia a una sustancia psicoactiva, al mismo tiempo están consumiendo otras.

1.9   Trastorno dual

El trastorno dual, es el nombre que recibe la coexistencia de patología psíquica (esquizofrenia, trastorno de personalidad) y de algún tipo de dependencia.

En este caso resulta muy difícil diferenciar un trastorno de otro, dado que es difícil diferenciar si el trastorno se debe, al abuso de sustancias psicoactivas o era anterior a dicho abuso.

2. - SUSTANCIAS PSICOACTIVAS

2.1   Alcohol
Por alcoholismo se entiende una enfermedad crónica, que se manifiesta por el hábito de beber repetidamente, de tal forma que se deduce que el bebedor perjudica su salud y su funcionamiento social.

El alcoholismo, es uno de los problemas más importantes y serios con los que se encuentra la sociedad actual.

Aunque otras formas de drogodependencia reciben más atención en la prensa, el alcohol, su abuso y dependencia, son consistentemente los que más daño producen a la sociedad.

Existen individuos que consumen alcohol reiteradamente de forma excesiva, pero que nunca llegan a mostrar síndrome de abstinencia, son los casos de abuso. Por otro lado, hay individuos que, abusando igualmente del alcohol, muestran síntomas de abstinencia cuando dejan de beber, son los casos de dependencia.

El uso abusivo de alcohol produce tantos problemas en el aspecto de la salud (incapacidades físicas y psicológicas) como en el aspecto social (accidentes, maltrato).

El curso evolutivo del alcoholismo refleja un deterioro progresivo en aspectos fisiológicos, psicológicos y sociales.

La iniciación al consumo de alcohol se suele producir en la adolescencia, existiendo muchas diferencias individuales en la latencia transcurrida hasta que comienzan los problemas asociados con la dependencia del alcohol.

Los procesos neuropsicológicos ligados al consumo de alcohol son de dos tipos: los agudos, relacionados con los momentos de intoxicación y abstinencia, y los crónicos, que se manifiestan en forma de trastornos cognitivos, afectivos y de personalidad.

Los procesos agudos son:

• Intoxicación alcohólica.
• Síndrome de abstinencia no complicado (temblor, sudación, taquicardia).
• Delirium tremens (desorientación, alteración del nivel de conciencia, alucinaciones, miedo, temblores con agitación).
• Alucinosis alcohólica (episodio psicótico en fase de intoxicación).
• Amnesias parciales.
• Trastornos del sueño.

Los procesos crónicos se caracterizan por alteraciones del pensamiento y razonamiento abstracto, dificultades en la elaboración de planes, alteraciones de la memoria, trastornos de la atención y disfunciones sexuales.

En los individuos dependientes del alcohol se observan cambios de la personalidad, que pueden repercutir en su vida social, laboral y familiar. Estos cambios implican tendencia a la irritabilidad, con pérdida de control y de inhibiciones.

2.2   Nicotina

Los síntomas más importantes del síndrome de abstinencia de la nicotina son:

- Necesidad de nicotina (cigarrillos).
- Irritación.
- Frustración o ira.
- Ansiedad.
- Dificultad de concentración.
- Inquietud.
- Disminución del ritmo cardiaco.
- Aumento del apetito o peso.

Dado el fuerte poder adictivo de la nicotina, semejante al de la heroína y de la cocaína, dejar de fumar es difícil, a pesar de que uno de cada tres fumadores desea dejar de fumar.

Los que lo dejan, sufren el síndrome de abstinencia. Este resulta molesto o muy molesto para el fumador, y es la causa de que casi el 90% de los que dejan de fumar de golpe, vuelvan de nuevo a fumar.

La diferencia con respecto a otras drogas es que no acarrea problemas en el área laboral, familiar o social, o éstos son manejables.

Sin embargo, en etapas medias de la vida, entre los 40 y 50 años, acarrea en un porcentaje importante de fumadores graves problemas de salud y en muchos de ellos la muerte.

2.3   Cafeína

Como le ocurría a la nicotina en otras épocas, la atención que se le ha dado a la cafeína ha sido escasa, aunque cada vez aparecen más estudios acerca del poder adictivo de la misma.

La cafeína se encuentra en distintos productos, aparte del café, como en el té, chocolate, bebidas de cola y como parte del preparado de varios medicamentos.

Sus propiedades estimulantes permiten elevar el humor, siendo una sustancia muy enraizada culturalmente en gran número de culturas, tanto en las del café, como en las del té y cola.

Se considera que el cafeinismo afecta al 10% de la población, aunque generalmente se confunde con el trastorno de ansiedad generalizada o con otros trastornos de ansiedad, dada la gran similitud de los cuadros sintomatológicos en ambos trastornos.

Los problemas clínicos más importantes relacionados con el abuso de la cafeína, son la aparición de sintomatología semejante a la de los distintos trastornos de ansiedad y reacciones de pánico o ataques de pánico.

Se considera que la cafeína puede exacerbar trastornos de ansiedad previos y por ello poder precipitar ataques de pánico.

2.4   Cannabis

De los derivados del cannabis en nuestro medio, se consume fundamentalmente resina de hachís, la cual tiene mayor poder adictivo que fumar las hojas de la planta (marihuana), al contener mayor cantidad de cannabinoles.

Sobre esta droga existe la creencia arraigada de que no produce dependencia o de que de producirla es muy baja. Por ello, mucha gente la consume periódicamente y en las encuestas epidemiológicas aparece como la droga de mayor consumo entre las ilegales.

La dependencia suele producirse cuando el consumo es diario

o casi diario.

Dado que esta droga produce menos efectos físicos que otras, suele combinarse su consumo, desde el principio o conforme transcurre el tiempo, con alcohol o cocaína.

Los síntomas positivos más característicos que produce su consumo son, sensación de bienestar, relajación, euforia, adormecimiento y elevación de la actividad sexual.

A continuación siguen otros efectos (menos positivos) como letargo, anhedonia y problemas de atención y memoria.

En todos los informes sobre el cannabis se concluye, que su consumo puede producir graves riesgos para la salud, al tiempo que su consumo es importante y no se ha erradicado la creencia de que no produce efectos nocivos su consumo.

2.5 Opiáceos

La familia de los opiáceos es extensa, incluyendo:

- La heroína (sustancia a la que nos vamos a referir)
- La morfina
- La metadona
- La codeína

La heroína se administra fundamentalmente por vía intravenosa, siendo también posible fumarla o esnifarla. Aunque hace unos años la vía intravenosa era casi predominante, en los últimos años, se va dando una paulatina aparición de la vía fumada como alternativa a la intravenosa por los riesgos de contagio de distintas infecciones, al compartir agujas y, especialmente, por el SIDA.

El consumo regular de heroína, provoca niveles considerablemente altos de tolerancia.

La heroína no suele ser la primera droga de consumo, ya que previamente la persona ha consumido alcohol, tabaco, hachís u otras sustancias o medicamentos con efectos psicoactivos.

Una vez que se establece un patrón de dependencia o abuso de opiáceos, que se da rápidamente, la búsqueda de la droga centra la vida del individuo.

Por otro lado, la frecuencia de enfermedades infecciosas (tuberculosis, hepatitis C, SIDA) es alta, produciéndose una alta mortalidad, en el caso del SIDA.

El primer consumo de heroína produce, náuseas, vómitos y disforia. Luego le siguen los síntomas buscados en la heroína, como placer, euforia y reducción de la ansiedad, conocidos como la fase de luna de miel. En la siguiente fase, se consume sólo con el objetivo de encontrarse bien y evitar el síndrome de abstinencia.

La intoxicación tiene síntomas muy característicos, como la miosis muy intensa (pupilas diminutas) junto a otros como, euforia, apatía, irritabilidad o disforia, retardo psicomotor, somnolencia, lenguaje farfullante, reducción de la atención y deterioro de la capacidad de juicio.

El síndrome de abstinencia aparece varias horas después de la última toma, alcanza su punto álgido a los dos o tres días y desaparece después de siete a diez días.

Los signos y síntomas más importantes del síndrome de abstinencia son semejantes a una gripe fuerte. Piloerección, sudoración, lagrimeo, bostezos y rinorrea, al principio; luego, diarrea, dolor generalizado en las articulaciones, incremento de la frecuencia respiratoria, vómitos, dilatación pupilar y pérdida de peso.

2.6   Cocaína.

La coca se puede tomar en forma de hojas masticadas, polvos de clorhidrato de cocaína para esnifar o inyectarse y el crac para fumar.

En nuestro medio está comercializada (ilegalmente) el clorhidrato de cocaína, que es el equivalente a la cocaína.

El modo más rápido de absorción de la cocaína es fumada, llegando las formas absorbibles por vía pulmonar en este caso al cerebro en pocos segundos.

En los últimos años ha cobrado especial relevancia el preparado conocido como speedball; mezcla de heroína con cocaína.

En el consumo de cocaína se distinguen dos tipos claramente diferenciados: el consumo episódico y el consumo crónico, diario o casi diario. En los casos de consumo crónico, conforme transcurre el tiempo se da el fenómeno de tolerancia, lo que exige ir incrementando la dosis.

Los principales efectos de la cocaína son euforia, grandiosidad, estado de alerta, agitación psicomotriz, junto a otros como peleas y deterioro de la capacidad de juicio, de la actividad laboral y social.

Como ocurre en otras drogas, el consumidor de cocaína suele también consumir otras drogas como alcohol, hipnóticos o ansiolíticos, con el objetivo de aliviar los efectos negativos de la intoxicación de la cocaína.

La abstinencia a la cocaína produce depresión, irritabilidad, anhedonia, falta de energía, trastornos de los patrones del sueño y aislamiento social.

Los síntomas de abstinencia no dejan ninguna secuela fisiológica, aunque los síntomas como disforia, falta de energía y anheonia pueden durar de una a diez semanas. Ello facilita la recaída ante el recuerdo de los efectos eufóricos que produce la cocaína.

La cocaína produce un elevadísimo grado de dependencia psicológica y poca dependencia física. Así, cuando se suspende bruscamente la administración de cocaína no se producen trastornos fisiológicos tan graves como los observados con otras sustancias.

2.7   Alucinógenos.

Aunque existen catalogadas alrededor de cien especies alucinógenas en el mundo vegetal, destacan la psilocibina (hongos alucinógenos), la mescalina (peyote) y el producto químico más conocido LSD-25.

A los alucinógenos también se les conoce con el nombre de psiquedélicos o psicodélicos (reveladores de la mente) y psicomiméticos (simulan estados psicóticos).

Los alucinógenos producen cambios en la percepción, el pensamiento y el estado de ánimo sin producir confusión mental, pérdida de la memoria o desorientación en el espacio y el tiempo. Las alucinaciones que producen estas sustancias se ven influidas de modo importante por las expectativas del sujeto.

Se ingieren por vía oral y alteran las funciones cognitivas y perceptivas del sujeto de modo importante, por lo que su uso suele ser episódico. Cuando hay un uso continuado se desarrolla rápidamente tolerancia.

La realidad indica que sus consumidores, sean dependientes o no de otras sustancias psicoactivas, lo usan mayoritariamente de forma esporádica.

Los alucinógenos tienen con frecuencia reacciones adversas, como reacción aguda de pánico, alucinaciones desagradables, miedo por las sensaciones experimentadas, estados psicóticos y flashbacks (volver a revivir posteriormente lo que experimentó durante la intoxicación pero sin estar ahora presente el consumo de la sustancia)

2.8 Anfetaminas o simpaticomiméticos de acción similar

En este grupo se incluyen las anfetaminas, las dextroanfetaminas y las metanfetaminas, así como aquellas que tienen una estructura similar a las anfetaminas, como el metilfenidato.

Su vía de administración es oral o intravenosa y algunas, como las metanfetaminas, también se pueden inhalar por vía nasal.

Las anfetaminas son, como la cocaína, estimulantes del SNC. Sus principales efectos son: elevación del estado de ánimo, disminución de la sensación de fatiga y del apetito.

Finalizados los efectos estimulantes iniciales surge la depresión y la fatiga. La supresión súbita del consumo provoca la aparición de signos contrarios a la intoxicación: agotamiento, sueño excesivo, apetito voraz y depresión.

Muchas personas dependientes de las anfetaminas tienen como antecedente el uso de esa sustancia u otras para suprimir el apetito o controlar el peso.

Para evitar los efectos negativos de la intoxicación por anfetaminas también suelen consumir, abusar o depender del alcohol, sedantes, hipnóticos o ansiolíticos para aliviar los efectos desagradables de la intoxicación por anfetaminas.

2.9   Inhalantes

Los inhalantes toman su definición del modo que se consumen: inhalados, bien a través de la nariz o de la boca.

El compuesto químico que produce efectos psicoactivos son los hidrocarbonos alifáticos y aromáticos que se encuentran básicamente en la gasolina, pintura, pegamentos y disolventes.

Es la droga de los pobres y de los marginados. Su obtención es fácil y de bajo coste. Se consume introduciendo la sustancia en un plástico e inhalando sus gases o impregnando con la sustancia un paño y luego aspirar los vapores del mismo por la nariz.

Los efectos producidos por cada inhalación duran sólo unos minutos, aunque pueden realizarse múltiples inhalaciones para conseguir efectos de horas. Los efectos psicoactivos iniciales son similares a la intoxicación alcohólica.

Este estado inicial de excitación va seguido de otro de sedación, pudiendo frecuentemente aparecer otro final de irritabilidad. Posteriormente, aparecen síntomas físicos como dolor de cabeza y trastornos gastrointestinales.

Si el consumo persiste a lo largo del tiempo surgen problemas más graves de tipo pulmonar o circulatorio, anemia, hepatitis, trastornos del desarrollo, neuropatías.

2.10   Sedantes, hipnóticos y ansiolíticos.

El grupo de fármacos incluidos en los sedantes, hipnóticos y ansiolíticos es amplio y de una enorme utilización por parte de la población, tanto a nivel médico como de automedicación.

Dentro de los hipnóticos, también denominados "píldoras para dormir", por ser éste su uso más habitual, se incluyen las benzodiacepinas y los barbitúricos.

Las benzodiacepinas también se utilizan para el tratamiento de la ansiedad y son el tipo de medicación psicoactiva más comúnmente prescrita.

A pesar de que hay enormes variaciones de unas a otras sustancias, todas tienen el potencial de producir síndromes de intoxicación y abstinencia.

Son unas de las sustancias de mayor potencial de abuso y dependencia en la actualidad, especialmente fuera del control médico.

La ingestión suele hacerse por vía oral.

El caso más frecuente de dependencia o abuso es después de una prescripción médica para el tratamiento de la ansiedad o del insomnio, cuando la persona incrementa la dosis y la frecuencia de consumo.

EL PACIENTE GERIÁTRICO

1. INTRODUCCIÓN.

El anciano, como ser humano, puede verse aquejado por cualquiera de las enfermedades que afectan a la humanidad. En tal caso el anciano puede padecer su enfermedad con las mismas manifestaciones, con que dicha afección se presenta en otros grupos de edad, o padecerla con pocas variaciones sustanciales y presentar, por tanto, las mismas necesidades de atención que hubieran podido surgir en una época anterior.

Sólo en el caso de que su capacidad de respuesta frente a la enfermedad se vea desestabilizada, el anciano va a necesitar una atención especializada (atención geriátrica). Ello depende del grado de conservación y funcionalidad de los órganos efectores y reguladores que permiten la adaptación del organismo al factor desestabilizador.

La pérdida de la capacidad de respuesta, frente a la agresión, favorece la permanencia de la enfermedad y la presencia de sus efectos consecuentes, lo cual hará del anciano, por lo general, una persona susceptible de atención continuada y permanente, es decir, un paciente geriátrico.

El paciente geriátrico se define como la persona, generalmente mayor de 65 años, que padece una o varias enfermedades que tienden a la incapacidad o invalidez, y cuya evolución está condicionada por factores psíquicos y/o sociales.

2. CARACTERÍSTICAS DEL PACIENTE GERIÁTRICO.

2.1 La edad.

La edad por sí sola, no define al paciente geriátrico.

El envejecimiento fisiológico, empieza mucho antes de los 65 años (en el joven adulto), por lo que, si una persona por una causa u otra se ve abocada a un envejecimiento patológico antes de llegar a sexagenaria, también puede ser considerada como paciente geriátrico.

Por el contrario, no es infrecuente encontrar ancianos añosos, en los que la adaptabilidad y capacidad de respuesta a las agresiones del medio están conservadas eficazmente, y que se enorgullecen de no haber ido nunca al médico o, si acaso, solamente haber padecido algún que otro proceso patológico, al que han respondido como lo hicieran en edades más jóvenes. Estos ancianos difícilmente pueden ser considerados como pacientes geriátricos.

2.2. La pluripatología.

La enfermedad, suele presentarse en la edad joven y madura de forma única y aislada, y aún puede ser así en algunos ancianos; no obstante, en la ancianidad lo habitual es que se presenten varias enfermedades conjuntamente, ya que la existencia de una enfermedad predispone o facilita la presencia de otras.

El proceso de envejecimiento del hombre, comporta una serie de cambios anatomofuncionales, que le conducen a una situación de equilibrio inestable, con una evidenciable disminución de la capacidad de adaptación de órganos y sistemas, lo que torna al anciano frágil y vulnerable frente a cualquier entidad etiopatogénica.

La presencia de cualquier situación, interna o externa, favorecedora de enfermedad, repercute en el organismo anciano con un sobreesfuerzo, tanto físico como psíquico, y por la misma disminución de la capacidad de adaptación y respuesta, desencadena en él un trastorno primario. Este a su vez, incide en el anciano con un nuevo sobreesfuerzo, que le predispone a padecer tarde o temprano una afección secundaria, o hace que la originaria se agudice o curse con gravedad. A todo ello se asocia una sintomatología múltiple y peculiar.

Conforme aumenta la edad de los pacientes geriátricos, aumenta el número de patologías que sufren de manera simultánea. Algunos autores indican que clínicamente se diagnostica un promedio de 4 o 5 enfermedades por anciano.

Por otra parte, las mejores condiciones y actuaciones sociosanitarias, unidas al estilo de vida de los últimos años, han hecho que aumente el índice de supervivencia modificándose en consecuencia la tendencia a la enfermedad. Así, se espera, que en el futuro el promedio de patologías, aproximadamente tres, aparezca en edades más avanzadas que en la actualidad y que los procesos patológicos permanezcan mucho más tiempo en los individuos.

2.3. Peculiaridad sintomática.

La expresión de las enfermedades en el anciano, su sintomatología, se presenta con unas connotaciones especiales, que responden al siguiente patrón:

* Es engañosa e incompleta.

Como sucede en la bronconeumonía, que puede cursar sin fiebre, o en el infarto de miocardio, que puede no presentar dolor postrante.

* Es atípica.

Como ejemplo se puede citar la artritis reumatoide que se manifiesta sólo con leves dolores y mucha atrofia muscular, o el infarto de miocardio, que puede presentarse de tal modo que lleve a hacer pensar en un cuadro abdominal.

- Es banalizada.

Ancianos y profesionales de la salud restan importancia a sus síntomas, que atribuyen a la vejez.

- Es silente.

Como en el caso de ciertas infecciones urinarias, que no muestran ninguna sintomatología y cuya presencia sólo se descubre en una exploración rutinaria.

Entre los síntomas más habituales en geriatría, que deben tenerse en cuenta por su peculiaridad, destacan los siguientes:

- Dolor.

En el anciano existe una percepción alterada y una pérdida de sensibilidad nocioceptiva, por lo que la sensación de dolor es menos manifiesta.

Ya que la reacción al dolor está enturbiada e incluso a veces falta, y los propios ancianos lo atribuyen a la edad avanzada, cuando el anciano exprese dolor ello será considerado como una manifestación que exige atención prioritaria.

- Temperatura.

En el anciano el mecanismo termorregulador está alterado. Su temperatura interna normal es habitualmente más baja que la del adulto joven, o sea, inferior a los 37°C.

La elevación de la temperatura corporal es un síntoma clínico importante, que indica infección u otros trastornos generales. No obstante, en los ancianos es poco frecuente la temperatura alta.

- Poliuria y nicturia.

Los ancianos que son medicados con diuréticos, pueden presentar poliuria (excreción de gran cantidad de orina). La nicturia coexiste con poliuria en los pacientes geriátricos.

- Dispepsias.

El propio proceso de envejecimiento produce en el ser hemano una disminución de la secreción de las glándulas salivales; además, el volumen del estómago disminuye, así como la acción de las enzimas y del ácido clorhídrico. Todos estos cambios desfavorecen la función digestiva primaria.

- Diarrea y estreñimiento.

La emisión de heces poco consistentes con deposiciones frecuentes suele deberse a cambios en los hábitos nutricionales y la alimentación, así como a procesos de mala digestión y mala absorción.

El estreñimiento es el síntoma más frecuente de los trastornos gastrointestinales del anciano.

- Incontinencia de esfínteres.

La incontinencia fecal, es debida a trastornos neurológicos centrales y periféricos que causan pérdida del control del esfínter rectal.

La incontinencia de orina, es un síntoma urológico corriente en los ancianos. No debe considerarse como resultado del envejecimiento natura. Sino como una manifestación de disfunción urológica o neuronal subyacente, o resultado de condicionantes sociales y psicológicos.

- Debilidad general.

Es un síntoma de presentación frecuente. Se suele atribuir a la edad avanzada, pero antes de ello debe valorarse la posibilidad de que, se deba a una causa subyacente, como anemia, infección, deshidratación o un efecto secundario de fármacos tranquilizantes, hipnóticos y sedantes.

- Disnea (dificultad respiratoria).

La disnea puede ser el resultado de trastornos respiratorios, cardiovasculares, hematológicos y del sistema neuromuscular. Sin embargo, puede advertirse disnea sin otro padecimiento en los sujetos de edad avanzada. Solamente debe ser considerada patológica cuando ocurra en reposo o con un grado de actividad del que no cabría esperar el desencadenamiento de dificultad respiratoria.

- Edema de las piernas (hinchazón).

Es más frecuente en ancianos que en adultos jóvenes. Es consecuencia de insuficiencia venosa, tono muscular inadecuado y falta de movilidad, pero en los ancianos añosos también puede advertirse sin ninguna enfermedad asociada.

- Disminución de la agudeza sensorial.

Más aparente en los sentidos de la vista y del oído.

- Temblor.

Algunos sujetos ancianos presentan temblor, a pesar de que no tienen enfermedad alguna. Estos temblores suelen ser rápidos y se agravan por la actividad y la excitación.

- Trastornos del sueño.

Los insomnios e hipersomnias, así como las somnolencias diurnas, son problemas característicos de los ancianos.

- Trastorno mental.

Se acepta, en general, que en los ancianos, debido a la edad, son corrientes los olvidos y una pérdida incipiente de la memoria, especialmente de los acontecimientos recientes. No obstante, cada vez más, por el incremento de la supervivencia media y del índice de envejecimiento, se observan ancianos con dificultades cognitivas (amnesias, afasias, agnosias, desorientación).

- Prurito.

En los ancianos, el prurito, es un problema característico y aparece a menudo sin una razón obvia. El prurito senil consiste en un picor generalizado, que predomina a nivel del tronco y de la raíz de los miembros, sin que necesariamente exista una lesión dermatológica evidente, ni afecciones desencadenantes.

2.4. Tendencia a la incapacidad

Algunas enfermedades habituales en los ancianos, persisten durante un largo periodo, originando limitaciones orgánicas y funcionales, que les impiden de forma progresiva realizar las actividades de la vida diaria y valerse por si mismos.

En este sentido, es importante conocer el significado de deficiencia e incapacidad.

A. Deficiencia:

Se entiende a toda pérdida o anormalidad de estructura o de función psicológica, fisiológica o anatómica.

B. Incapacidad:

Es toda restricción cuantitativa o cualitativa (resultante de una deficiencia) de la capacidad para ejercer una actividad dentro de los márgenes que se consideran normales.

2.5   Factores psicológicos y/o sociales.

La mayoría de los ancianos presentan algún tipo de problemática social y condicionantes psicológicos, que se agudizan extraordinariamente al contraer una enfermedad y que, en muchos caso, se convierten en el principal impedimento para lograr una situación de salud aceptable

Un importante grupo de riesgo entre los ancianos, en lo que a su salud se refiere, son las personas de edad muy avanzada, con restricciones funcionales y anatómicas propias de la edad, que viven en hábitats inadecuados, que están y se sienten solas y aisladas, desarraigadas del núcleo familiar, y con insuficientes recursos económicos.

Estos ancianos fácilmente se verán sometidos tarde o temprano al padecimiento de una enfermedad que difícilmente podrá superarse con total eficacia si se mantienen los factores anteriormente mencionados.

Por otra parte, el anciano que padece una o varias enfermedades incapacitantes puede sufrir, a nivel individual, repercusiones sociales y psicológicas que desfavorecen su evolución.

Ello hace que muchas veces el paciente geriátrico presente actitudes de sumisión, apatía, retraimiento y pérdida de iniciativa que le impiden vivir de manera enteramente satisfactoria.

TEMA XXVI

CUIDADOS POST-MORTEM

INTRODUCCIÓN

Una vez que el médico haya certificado el fallecimiento del enfermo, procederemos a llevar a cabo los cuidados post-mortem. El personal de enfermería deberá tomar una actitud basada en el respeto a la persona, aún después de la muerte. No se podrá descuidar la atención psicológica a la familia y se mantendrá una constante comunicación e interés, ofreciendo los cuidados que puedan surgir, desde información sobre procedimientos y aspectos legales hasta posibilitar intimidad y contribuir a proporcionar el mayor "bienestar" posible.

1. - AUTOPSIA

Hay varios tipos de autopsias:

A. <u>Médico legal</u>
Se hace bajo mandato judicial. Se realiza en personas con causa de muerte brusca, violenta o se sospeche que no ha sido de muerte natural. También se realiza cuando ha muerto antes

de las 24 horas de ingresar en el hospital e igualmente, si no se les ha extendido el certificado médico.

B. Anatomo-patológica
Se necesita el permiso de la familia y se realiza para un estudio anatomo-patológico.

2.- EMBALSAMAMIENTO

Es una técnica destinada a conservar un cadáver y evitar la putrefacción. Se consigue extrayendo toda la sangre de las arterias e introduciendo una sustancia aséptica.

3. - AMORTAJAMIENTO

Una vez certificada la muerte del paciente, deberán ser efectuados los cuidados post-mortem.

Es importante, que el cuerpo no sea manipulado en presencia de familiares u otros pacientes, por lo que se deberá conseguir, la mayor intimidad posible. Es aconsejable realizar los cuidados pots-mortem entre tres personas para facilitar las maniobras con el cuerpo y, por supuesto, antes de que aparezca el "rigor mortis".

El "rigor mortis" define la rigidez de cuerpo y extremidades como consecuencia de la reacción química que se produce en los músculos, en los que el glucógeno y plasma muscular se coagulan y, entre otras sustancias, se produce ácido láctico lo que lleva a producir esa inflexibilidad que se manifiesta de 15 minutos a 7 horas después de la muerte y desaparece al iniciarse la putrefacción (6 días aprox). Todas las movilizaciones deben realizarse con respeto y sin brusquedades.

3.1 Técnica

A. Preparación del material:
- Guantes
- Mascarilla
- Material de aseo
- Bata
- Carro
- Toalla
- Palangana
- Sábanas (3)
- Etiquetas
- Bolígrafo
- Vendas
- Tijeras
- Esparadrapo
- Algodón
- Bolsas de basura (2)
- Empapador
- Pinzas
- Solución salina

Una vez revisado todo el material necesario y retirado todas las pertenencias personales del fallecido, colocándolas en una bolsa de plástico con su identificación, procederemos a prepararlo.

B. Técnica:

1.   Colocarse los guantes.
2.   Poner el cuerpo en posición de decúbito supino y alineación recta con una almohada debajo la cabeza para elevarle junto a los hombros y así impedir el estancamiento de sangre en la cara, que provocaría cambios de color.

3. Retirar todos los apósitos sucios, vendas, tubos y catéteres. Cubrir las heridas o incisiones abiertas, con un nuevo apósito limpio y pequeño.

4. Realizar el aseo de todo el cuerpo y poner especial cuidado en la limpieza de boca, dientes y encías.

5. Peinar el cabello.

6. Taponar con algodón todos los orificios naturales: boca, fosas nasales, oídos, recto y, en la mujer, vagina.

7. Colocar las prótesis dentales en la boca y cerrarla. Esta operación se efectúa colocando la mano en forma de copa bajo el mentón y ejerciendo una ligera presión, anudándola fuertemente a la cabeza.

8. Cerrar los ojos si están abiertos, ejerciendo una presión suave con las yemas de los dedos. Si no permanecen cerrados, se coloca una torunda de algodón húmeda sobre cada uno.

9. Colocar los brazos sobre el abdomen, en posición descanso. Atar las muñecas y tobillos con vendas y colocar con esparadrapo la identificación del fallecido en los tobillos.

10. Poner el cadáver sobre la mortaja o sábana, colocando previamente un empapador entre las nalgas.

11. Cubrir el cuerpo con la mortaja o sábana, doblando la parte superior en forma de toca. Se envuelve el resto del cuerpo procurando que el doblez quede a un lado y se anuda la mortaja con esparadrapo, a la altura de la cintura, de los codos y bajo las rodillas.

12. Identificar de nuevo al fallecido, ahora en el exterior, colocándolo de forma visible a la altura de la cintura.

13. Cubrir el cuerpo totalmente con otra sábana, y pasarlo a una camilla con ruedas. Esta camilla permitirá llevar con comodidad el cadáver desde la habitación a la morgue.

14. Trasladar el cuerpo al mortuorio, utilizando lugares poco transitados y tratando de aparentar que se mueve a un paciente hacia otro sitio. El traslado debe realizarse de la forma más discreta posible para evitar perturbar a otros pacientes y a los visitantes.

15.   Entregar las bolsas con las pertenencias a la familia. Deben anotarse los artículos reunidos y la persona a quien se hace la entrega.

16.   Avisar al servicio de limpieza para que procedan al arreglo y desinfección de la habitación. Asegurarse de que todo ha quedado en orden y la habitación está lista para ocuparse de nuevo.

17.   Registrar en la historia clínica y en las gráficas correspondientes, todos los datos de interés.

4. - ASPECTOS LEGALES

Desde el punto de vista legal y administrativo se debe:

• Rellenar el parte de traslado al mortuorio.

• Comprobar que el parte de defunción esté bien cumplimentado y se haya entregado a la familia.

• Anotar en los registros de enfermería de evaluación: día y hora del fallecimiento y proceso de atención llevado a cabo.

• Recoger toda la documentación de la historia.

EL AUXILIAR DE ENFERMERÍA EN EL EQUIPO DE ATENCIÓN PRIMARIA

INTRODUCCIÓN

Una de las características de la Atención Primaria, es la de potenciación del trabajo de un equipo multidisciplinario, con responsabilidad de los diferentes miembros del equipo. Es por ello que en principio la responsabilidad de los diferentes miembros del Centro de Salud, está muy poco diferenciada, delimitándose las actividades progresivamente con relación a sus conocimientos, actitud, motivación ...

1. RESPONSABILIDADES COMUNES

1.1 Con los demás miembros del equipo

- Definir los objetivos del equipo

- Elaborar programas de actuación

- Estudio de necesidades y recursos de cada Centro

- Actividades de formación e investigación

- Estudio y coordinación de las formas de relación del centro, con otras instituciones sanitarias y sociales.

- Contribuir a la conservación y cuidado de los recursos materiales y a la higiene del Centro.

- Elaboración de la memoria anual

Todas las actividades, se coordinan y evalúan en reuniones periódicas del equipo, aconsejándose una al mes.

Asimismo cada centro, podrá elaborar las actividades que crea necesarias según sus necesidades.

1.2 Actividades y responsabilidades específicas

Estas funciones pueden variar, dependiendo de la legislación de las diferentes Comunidades Autónomas, e incluso en Atención Primaria, por sus características de flexibilidad y autonomía de la que están dotados los centros de salud, en su funcionamiento interno. Debemos añadir en las funciones generales de Atención Primaría:

- Educación de la salud, educación sanitaria de la población, compañías sanitarias.

- Función investigadora: estudios Epidemiológicos etc.

- Función administrativa: fichas, registros.

- Función docente: formación de nuevo personal, cursos de formación continuada etc.

Como se ve, las funciones del Auxiliar de Clínica en Atención Primaria, reúnen las características comunes a todos los miembros del equipo de un Centro de Salud, a ellas añadiremos las señaladas en el Estatuto y que nos servirán como marco de referencia.

Estas funciones son:

- Acogida y orientación personal de los pacientes
- Recepción de volantes y documentos para la asistencia de los pacientes.
- Distribución de los pacientes para la mejor ordenación en el horario de visitas.
- La escritura de libros de registro, volantes, comprobantes e informes.
- La limpieza de material, instrumental, vitrinas etc.
- Preparación de lencería, apósitos, vendas y material de curas
- Comprobación del correcto funcionamiento de aparellaje. Ej. oxigeno, manómetros......
- Recogida de datos clínicos, limitados exclusivamente a los termómetros y a aquellos signos obtenidos por inspección no instrumental del paciente, para cuya obtención hayan recibido indicación expresa de los Enfermeros o A.T.S., así como orientación del médico responsable.
- Recogida de los signos y manifestaciones espontáneas de los enfermos sobre sus síntomas, limitándose a

comunicarlos al médico, Enfermera, o A.T.S de quien dependan.

- En general todas aquellas actividades que sin tener un carácter profesional sanitario, vienen a facilitar las funciones del médico y de la Enfermera o A.T.S.

En resumen, el papel del Auxiliar de Clínica en Atención primaria es flexible, integral, como la atención que se presta en un Centro de Salud y multifuncional

2. SISTEMAS DE REGISTRO EN ATENCIÓN PRIMARIA

Los registros pueden tener finalidad administrativa o clínica, y sus características básicas son:

- Permanencia o prolongación en el tiempo, extendiéndose y complementándose con sucesivos registros.

- Identificación personal o identificación codificada (nombres propios o códigos).

- Intencionalidad de su utilización posterior (consultas, antecedentes o investigaciones).

Todo registro debe poseer secuencia, estructura jerárquica y vinculación con otros registros.

Un sistema de registros puede definirse como, un conjunto de elementos cuyas relaciones indican cierta coherencia y unidad de propósito, y que permiten la interpretación de hechos que, de otra manera, parecían una sucesión de hechos arbitrarios. Para que un conjunto de registros forme un sistema, deben encontrarse, pues, vinculados

2.1 Sistema de registros en Atención Primaria

Los registros habituales en APS están constituidos por:

- Historia Clínica
- Recetas
- Interconsultas
- Informes de pruebas complementarias (Analíticas, ecografías)
- Certificados (Salud, defunción. .)
- Partes de Incapacidad Laboral Transitoria
- Ficheros por edad y sexo
- Asiento de declaraciones de la EDO (Enfermedades de Declaración Obligatoria)
- Registro de morbilidad
- Diario de avisos domiciliarios
- Libro de psicofármacos y estupefacientes
- Tarjeta de identificación del paciente

Los elementos básicos de un registro comprenden siempre un doblete, con lo que se define correctamente la cantidad y cualidad de cada dato. Así por ejemplo, registramos el peso de un paciente en su cantidad 880, y en calidad (Kgrs.); y su altura, en su cantidad seguida de las unidades de medida.

La diferencia entre sistemas de registros y sistemas de información, radica en que a partir de un sistema de registros, se puede obtener un sistema de información, no ocurriendo esto a la inversa. Por supuesto, puede obtenerse información y evaluación sin necesidad de registros.

2.2   La historia clínica en Atención Primaria

La Historia clínica, puede ser familiar o individual. La historia familiar contiene tantas historias individuales, como componentes familiares. La historia individual registra la información personal, necesaria para conseguir el objetivo de atención primaria de, ayudar a los individuos a cumplir sus obligaciones personales y comunitarias a través de:

- La prevención de enfermedades
- El tratamiento correcto de los problemas
- La ayuda en las minusvalias
- Contenido de la Historia individual:
- Información del paciente (social, preventivo y clínico)
- Hoja de listado de problemas individuales (problemas de salud y condicionales)
- Hoja de datos generales pediátricos
- Hoja de evolución
- Hoja multiuso, para pegado de analíticas, informes, ECG etc.
- Hojas de petición de interconsulta
- Tabla de analíticas y exploraciones
- Hoja de somatometría (peso, talla, perímetros…)

- Toda la información del paciente, debe abarcar tres áreas:

- Social, se refiere a datos acerca de la situación familiar, laboral, educativa…, que determinan las expectativas del paciente.
- Preventiva, recoge información que permita establecer pautas para eludir o disminuir riesgos
- Médica, permite establecer planes oportunos para el seguimiento del paciente.

Se utilizan diferentes modelos de Historia Clínica, que conllevan a la controversia sobre la conveniencia de uno u otro modelo. Actualmente el modelo más aceptado es la Historia Clínica por problemas de salud.

TEMA XXVIII

PARADA CARDIORRESPIRATORIA.

REANIMACIÓN

1. - PARADA RESPIRATORIA

La parada respiratoria o asfixia se produce cuando se para la respiración, el cerebro deja de recibir oxígeno y la persona pierde la consciencia. Entonces nos encontramos frente a una persona inconsciente (inmóvil y sin respuesta a estímulos), que no respira, aunque todavía tiene pulso. Esta situación se manifiesta cuando se ha sufrido un accidente ya que, pasados unos 5 minutos tras la parada respiratoria, el corazón fracasa por falta de oxígeno y nos encontramos ante una parada cardiorespiratoria.

1.1 Causas de parada respiratoria

La respiración puede pararse por:

- Cuerpos extraños que obstruyen la vía aérea.

La vía aérea sólo está preparada para el paso de aire. Cuando un cuerpo, sólido o líquido va hacia la vía aérea se produce un atragantamiento que puede desembocar en una parada respiratoria.

- Inhalación de humos o gases tóxicos.

Cuando alguien respira una atmósfera con un bajo contenido en oxígeno, se inhibe el centro respiratorio que hay en el cerebro, produciéndose una parada respiratoria.

- Estrangulamiento o golpes fuertes sobre la tráquea.

Pueden provocar su ruptura o aplastamiento. Esto ocurre a menudo en los accidentes de tráfico, practicando deportes de riesgo, etc.

- Electrocución.

Cuando se produce una descarga eléctrica la persona queda pegada a la fuente de electricidad, pudiéndose producir parálisis de los músculos respiratorios y una parada respiratoria.

- Ahogamientos.

En estos casos también se produce una obstrucción de la vía aérea y, en consecuencia, una parada respiratoria.

- Sobredosis de medicamentos, como barbitúricos.

Provocan depresión del sistema nervioso central y depresión respiratoria.

- Atragantamientos.

La vía aérea y la digestiva tienen cavidades comunes como la boca y la faringe.

A veces durante la comida, justo en el momento en que el bolo alimenticio va a ser tragado, la persona hace una respiración y parte de los alimentos van hacia la vía aérea, bloqueando la respiración y cerrando el paso del aire.

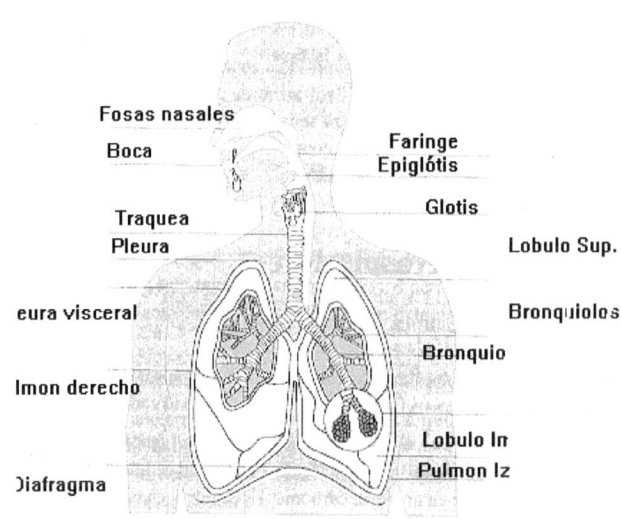

En estos casos hay que actuar rápidamente ya que si no, se produce una parada respiratoria.

Cuando la obstrucción de la vía aérea es completa la persona se pone de pie, generalmente en un intento de pedir ayuda y se lleva la mano el cuello, no puede hablar, no puede toser y no puede respirar, su cara se pone roja y los ojos saltones, igual que si la estuvieran estrangulando.

En esos casos, póngase por detrás de la persona, inclínela hacia adelante y dé cuatro golpes secos entre los omoplatos.

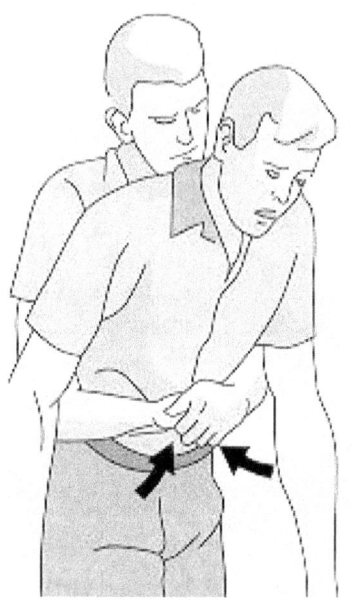

Si no expulsa el objeto realice cuatro presiones en el abdomen; es lo que se llama maniobra de Heimlich, lo que persigue es que al presionar de forma brusca el abdomen, el diafragma suba de golpe empujando las bases pulmonares, los pulmones se vacían y expulsan el aire que podría arrastrar el objeto al salir.

Tras unos pocos minutos si no ha conseguido extraer el objeto la persona pierde la consciencia y cae al suelo, entonces pida ayuda de emergencia y mientras espera, inicie la respiración artificial. A veces, aunque el objeto no haya salido, al soplar entra aire hacia los pulmones.

2. - RESPIRACIÓN ARTIFICIAL

Es muy sencillo iniciar la respiración artificial y muy fácil que sea un éxito. A medida que transcurre el tiempo se van produciendo cambios pulmonares que hacen más difícil una buena respuesta de la víctima.

Para hacer la respiración artificial hay que:

- *Mantener a la persona tumbada en el suelo*, boca arriba. Esta es la postura ideal.
- *Abrir la vía aérea*

Hay diferentes maniobras para abrir la vía aérea, todas ellas van encaminadas a poner a la persona en una posición en que su propia lengua no le impida respirar, el método más correcto para mantener abierta la vía aérea es poniendo una mano sobre la frente y la otra sobre el maxilar inferior y echar la cabeza de la persona hacia atrás produciendo una hiperextensión del cuello. También se puede mantener abierta la vía aérea colocando un objeto debajo de los hombros, que deje colgando la cabeza.

- *Revise la boca*:
Límpiela en caso de que hubiera restos de alimentos, dentadura postiza etc.

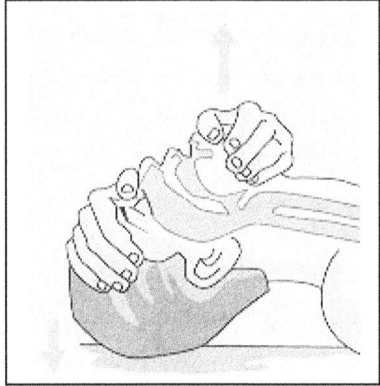

- *Inicie la respiración*:
El método más utilizado es él de respiración boca a boca.

Para hacerlo correctamente debe tapar la nariz de la persona con una mano, llenar los pulmones de aire, rodear con los labios la boca de la víctima y soplar lentamente (el tiempo que debe durar el soplo es de 2 segundos aproximadamente) Sepárese para permitir que salga el aire y vuelva a soplar pasados unos 5 segundos en adultos.

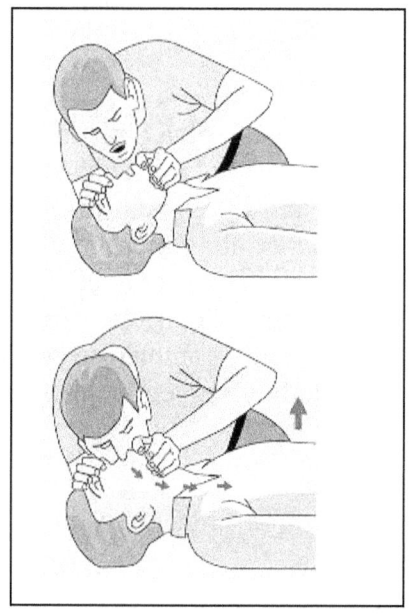

Cuando el aire entra de forma correcta, notará que puede vaciar sus propios pulmones sin encontrar resistencia. El pecho de la víctima se elevará al entrar aire. Si sopla muy deprisa el aire va a parar al estómago de la víctima. El soplo debe ser lento y sostenido.

En niños menores de 7 años la frecuencia respiratoria es más rápida que en el adulto. Por ello, el socorrista debe soplar una vez cada 3 segundos, sin vaciar totalmente el aire de sus pulmones ya que la capacidad torácica del niño es menor que la del adulto.

3. - OTROS MÉTODOS DE RESPIRACIÓN ARTIFICIAL

- Respiración boca a nariz:

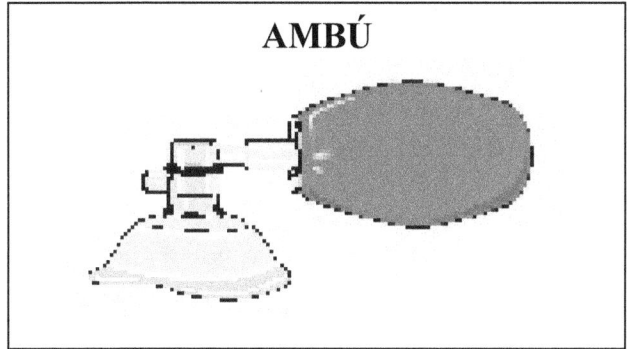

Cuando la boca esté dañada o no se pueda abrir, puede realizarse la respiración artificial a través de la nariz de la víctima. Para ello, mantenga abierta la vía aérea, cierre la boca y sople por su nariz 1 vez cada 5 segundos.

Respiración artificial instrumental.

Se puede utilizar un ambú, aparato que consta de una mascarilla almohadillada que se ajusta a la cara del paciente, rodeando la nariz y la boca, y que está conectada a una bombona de plástico. Si usted tiene a su disposición este tipo de instrumento debe aprender a manejarlo.

4. -EL MASAJE CARDIACO

4.1 Parada cardiorespiratoria

Cuando además de pararse la respiración se para el corazón, estamos ante una parada cardio-respiratoria.

La persona que sufre una parada cardio-respiratoria cae al suelo inconsciente, no respira y, además, no tiene pulso.

• Causas de parada cardio-respiratoria

El corazón puede pararse por dos circunstancia fundamentales:

A. Por ausencia de oxígeno:
En caso de parada respiratoria, si no se inicia rápidamente la respiración artificial, o si ésta no es eficaz, transcurridos unos minutos puede producirse una parada cardíaca.

B. Por lesión cardíaca:

El corazón puede pararse primariamente, es decir no secundario a una parada respiratoria. Por ejemplo un infarto.

4.2 Reanimación cardiopulmonar R. C. P. básica

• *Pida ayuda*
• *Ponga a la persona en posición de R. C. P.* es decir, tumbado boca arriba y sobre un plano duro.

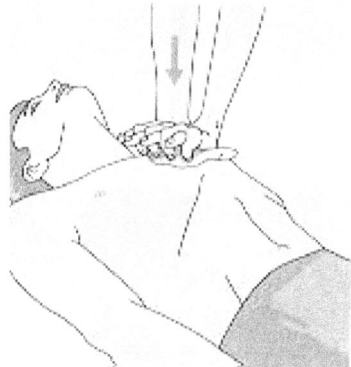

- *Abra la vía aérea.* Revise y limpie la boca. Dé dos soplos profundos sobre la boca de la víctima.
- *Comience el masaje cardiaco.* Descubra el pecho de la persona, palpe el esternón y proteja el apéndice xifoides con dos dedos.

Coloque el talón de su mano derecha más arriba de los dos dedos, sobre el esternón. Ponga la otra mano encima, estire los codos, déjese caer apoyando el peso de su cuerpo sobre el esternón de la víctima. Está calculado que la presión que debe ejercerse sobre el tórax de la víctima es la que ejerce un adulto de aproximadamente 70 Kg. de peso consiguiendo que el esternón descienda de unos 3 a 4 cm. En caso de que su peso sea superior al citado anteriormente, apóyese más suavemente sobre el tórax del paciente.

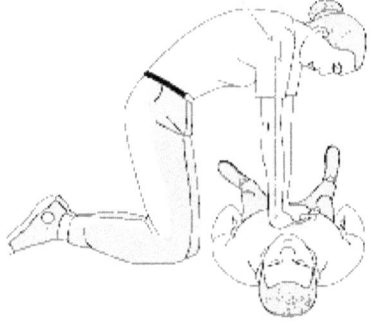

En niños se debe comprimir el tórax con menos fuerza, y si son menores de 7 años la compresión se realizará con una sola mano.

Debe darse una compresión cada segundo o un poco más deprisa hasta completar 15 compresiones. Después vuelva a dar dos soplos.

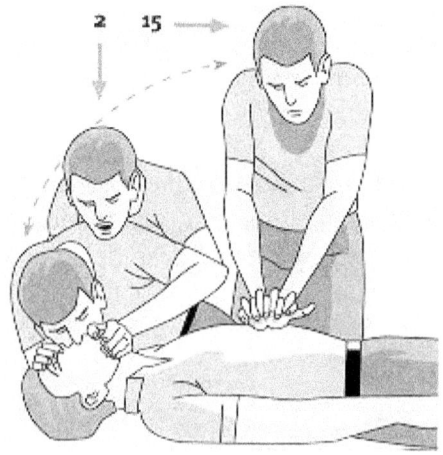

En caso de que haya dos personas que conozcan las maniobras de R. C. P., una mantendrá permeable la vía aérea y hará la respiración y la otra se encargará del masaje cardíaco. La frecuencia en este caso será un soplo y cinco compresiones.

Cada 4 ciclos completos de dos soplos y 15 compresiones, comprueben el pulso de nuevo. Si aparece el pulso, suspenda la reanimación, en caso contrario continué hasta que llegue la ayuda sanitaria.

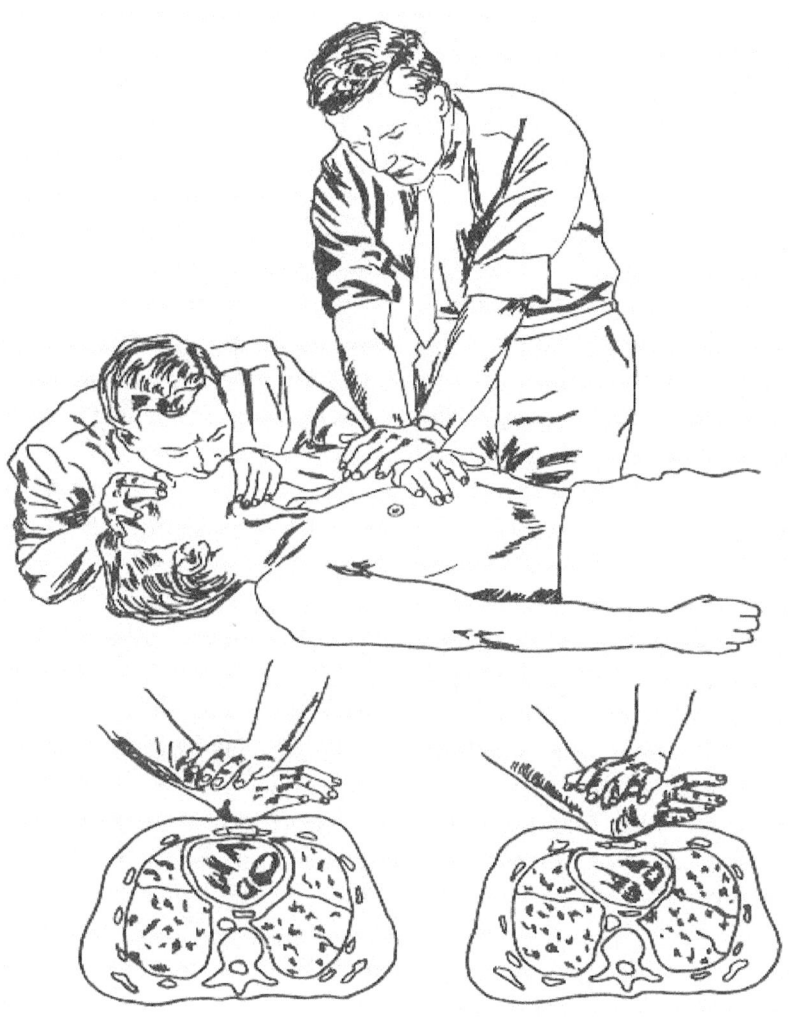

El conjunto de técnicas de RESPIRACIÓN ARTIFICIAL Y MASAJE CARDIÁCO es lo que se llama reanimación **CARDIOPULMONAR o R. C. P. BÁSICA.**

Se llama básica porque es la que se hace por personal no sanitario. Cuanto más precozmente se inicie la R P C básica mayores probabilidades hay de éxito y, sobre todo, de recuperación sin secuelas neurológicas. De ahí la importancia de que el mayor número de personas posible conozca estas técnicas de reanimación.

Recuerde

- Si son dos personas: **1 soplo y 5 compresiones.**
- Se es una persona: **2 soplos y 15 compresiones.**
- Realice las maniobras, siempre en una superficie dura y plana.

¿Cuándo daremos por acabado el soporte vital básico?

Las maniobras de reanimación iniciadas solo se dan por terminadas, en los casos siguientes:

- Cuando la víctima haya recuperado las funciones respiratoria y circulatoria
- Al llegar los socorros antes solicitados.
- En caso de agotamiento de la persona que presta el soporte.

TEMA XXIX

QUEMADURAS

INTRODUCCIÓN

En similitud de intensidad con otros traumatismos, las quemaduras son las lesiones más graves, dolorosas, duraderas y sujetas a múltiples complicaciones que puede sufrir una persona.

En igualdad de circunstancias las quemaduras son tanto más graves cuanto mayores son la temperatura del foco de calor y el tiempo de exposición o contacto con el agente causal, pero en general, la gravedad de las quemaduras depende más de su extensión que de su profundidad, considerándose gravísimas las que interesan un 50% de la superficie de la piel del cuerpo de una persona y mortales si llegan a un 75%.

Por esta razón las quemaduras debidas a gases por ignición, fogonazos, sumersión en líquidos calientes y, sobre todo, el incendio de los vestidos, son las más graves que en la practica se presentan y de aquí que la misión del sea, por encima de todo, la de conseguir sustraer el cuerpo de la víctima de la acción del calor y apagar el fuego de sus ropas con los medios que tenga a su alcance, especialmente no dejando correr al accidentado (lo que avivaría el incendio de sus vestidos) sino derribándole al suelo, haciéndole dar vueltas despacio sobre si mismo en el suelo), palmoteándole las ropas con las manos enfundadas, cubriéndole con arena, ropas de lana, mantas, etc. y, fundamentalmente, rociándole con agua, enemiga mortal del fuego.

Insistimos sobre el tema del agua, ya que es posible leer en algunos Manuales la recomendación de: "¡No trate de apagar el fuego de las ropas con agua.", sin que sea posible comprender la razón de esta actitud absurda que puede causar la muerte de una persona que quizá se hubiera salvado de haber apagado con agua (en muchas ocasiones disponible), el incendio de sus ropas. Nuestra experiencia y la de otros muchos médicos en el tratamiento de las más diversas quemaduras demuestran hasta la saciedad, que el agua, especialmente el agua fría, alivia y calma instantáneamente la sensación dolorosa de quemazón y escozor tan desagradable, a veces insoportable, que producen las quemaduras.

Así pues es importante el recordar, que siempre que nos encontremos ante una persona con quemaduras y que sufre ostensiblemente aplicaremos baños de agua fría, método barato, de muy fácil disponibilidad y eficaz.

Existen estudios realizados con personas y animales, que demuestran sin lugar a dudas, que la evolución de las quemaduras tratadas con agua fría, son menos dolorosas, más rápidas y originan cicatrices de mejor calidad, que las tratadas por cualquier otro medio terapéutico, antiguo o moderno, casero o clínicamente científico.

Para los profesionales que han tratado gran número de quemados y conocido los más diversos medios de tratamiento según las corrientes terapéuticas actuales, no queda duda de que el agua fría es el mejor método de tratamiento de las quemaduras, y no sólo de las quemaduras por traumatismos térmicos, sino también de aquéllas originadas por la electricidad, agentes cáusticos y químicos, sean de reacción ácida o alcalina.

La técnica es bien sencilla. Sólo consiste en sumergir la parte quemada en un recipiente de agua fría lo más rápidamente posible.

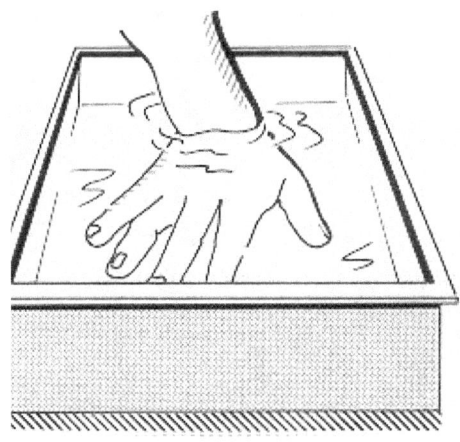

El agua debe estar fría, pero sin ser desagradablemente fría. Generalmente este agua se calienta al introducir la parte quemada, por lo que es conveniente renovarla o, si es posible, añadir algunos cubitos de hielo,

No debe colocarse la parte quemada debajo de un grifo, porque la presión del chorro de agua, puede ser causa de nuevo dolor y castigar más la piel anulando el alivio que con toda seguridad produce el agua.

- Tiempo de duración del baño

Según las circunstancias y el tipo de persona, pero es muy fácil de recordar, hasta que la víctima no sienta dolor alguno al sacar la zona quemada del baño.

Cuando es impracticable la inmersión de la parte quemada, deben emplearse toallas, servilletas, sábanas o cualquier tipo de ropa que tengamos más a mano bien mojada con agua fría, que serán renovadas tantas veces como sea preciso.

Si el paciente está consciente y siente frío, pueden administrársele bebidas e infusiones calientes y abrigarle con ropas que tengamos cerca, recuerde nunca pierda el tiempo buscando alguna cosa.

1. - TIPOS DE QUEMADURAS SEGÚN LAS CAUSAS QUE LAS PRODUCEN

- Calor:
Es la causa más frecuente. Hay dos tipos de calor

Calor seco: el sol, sólidos o metales calientes y el fuego.
Calor húmedo: líquidos calientes y vapor de agua.
Las quemaduras producidas por calor se denominan térmicas

- Sustancias químicas:
Son las menos frecuentes. Hay dos tipos de sustancias químicas:

Ácidos fuertes: ácido sulfúrico, clorhídrico. etc. y
Bases fuertes: sosa, potasa, etc.

Este tipo de quemaduras, se denominan causticaciones.

• Electricidad:
Hay dos formas distintas de electricidad que pueden causar quemaduras:

Natural: un rayo
Artificial: instalaciones eléctricas de alta y baja tensión.

Este tipo de quemaduras, se denominan eléctricas.

2. - QUEMADURAS TÉRMICAS

Son aquellas lesiones producidas por efecto del calor. Pueden tener lugar tanto en el medio doméstico como en el medio laboral y su valoración dependerá de su profundidad, extensión o localización.

2.1 Valoración según su profundidad

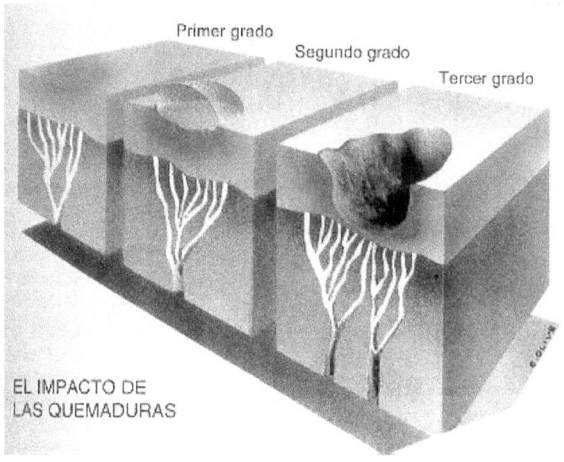

La profundidad de la quemadura siempre depende de dos factores: de la intensidad del calor y del tiempo de exposición al mismo. (Cuanto más intenso sea el calor y mayor el tiempo de exposición más profunda será la quemadura).

2.2 Clasificación

* 1° er. Grado:
Se producen cuando sólo se quema la primera capa que hay en la piel, la epidermis. La lesión que aparece en estos casos es un enrojecimiento de la piel, levemente doloroso. Ejemplo Eritema Solar.

* 2° Grado:
El calor continúa en contacto con la piel y se propaga a capas más profundas de la misma, quemando dermis y epidermis, las células se deshidratan soltando un líquido que despega la epidermis y produce una ampolla. Alrededor de la ampolla siempre suele haber una zona quemada de 1er grado.

* 3er Grado:
En estos casos la piel se destruye por completo y, si el calor continúa en contacto con el cuerpo no solamente se destruye la piel sino los tejidos que hay debajo: músculos y tendones, pudiendo llegar hasta el hueso. El aspecto aquí es variable a veces la piel se queda negra, reseca y cuarteada.

Cuando más profunda es la quemadura, mayor es la gravedad de la misma.

3.3 Valoración, según su extensión

Para valorar la extensión de una quemadura se utiliza la regla de los nueves, que divide la superficie corporal en nueves por ciento.

3.4 Valoración según su localización

Hay quemaduras que, sin ser muy profundas ni muy extensas, también deben ser vistas en un Centro Hospitalario por su localización.

Se consideran zonas criticas:

El cráneo, la cara, el cuello, las axilas, las manos, el área genital y los pliegues de flexo extensión.

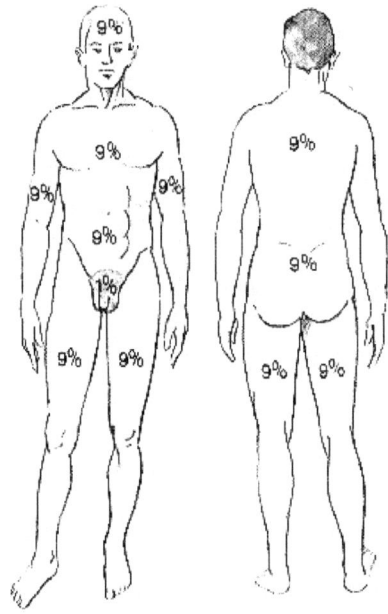

Éstas precisan la atención inmediata de un cirujano plástico en prevención de posibles secuelas, tanto estéticas como funcionales.

3.5 ¿Qué hacer en caso de quemaduras térmicas locales?

• La primera medida a tomar es enfriar la parte quemada sumergiéndola en agua fría, después valorar la quemadura según la profundidad y la extensión o localización y, en caso de que sea necesario acudir a un Centro Asistencial, cubrir con una tela limpia y ligeramente húmeda antes de trasladar a la víctima.

• Las pequeñas ampollas pueden curarse sin necesidad de acudir a un Centro Sanitario. No se deben pinchar las ampollas, es mejor conservar la piel intacta porque preserva de la infección.

Se cubrirá la ampolla con un tul graso y luego una gasa seca y esparadrapo, deberá cambiarse el apósito diariamente y cuando la ampolla se ha reabsorbido (a las 48 horas aproximadamente) se debe recortar la piel que se habrá puesto marrón, para evitar que se quede pegada a la piel nueva que se está formando y aparezcan manchas en ésta. Una vez recortada esta piel muerta, debe protegerse la quemadura con un tul graso al menos durante dos días más.

3.6 ¿Cómo tratar a un gran quemado?

• Cuando se encuentra a la persona con sus ropas todavía ardiendo, lo primero es apagar las llamas. Tire al suelo la víctima y sofoque el fuego con mantas o otro tipo de ropa.

• Una vez apagado el fuego, pida ayuda sanitaria de emergencia y mientras llega:

Revise la respiración y el pulso, si no están presentes inicie la técnica de Reanimación Cardiopulmonar. Si están presentes, continúe con las otras medidas.

Afloje las ropas sin quitar nada que esté pegado a la piel, pues al quitar las ropas, quitaríamos también la piel, corte si es necesario con unas tijeras la corbata, el cinturón, etc. para liberar el cuerpo.

Eche agua fría y limpia sólo sobre las zonas quemadas (sino tiene agua no eche nada). No eche demasiada agua sobre la persona, porque podría hacerle perder calor rápidamente y entrar en estado de shock.

Quite todas las cosas de metal: gafas, cadenas, cinturones, ya que estos objetos mantienen durante mucho tiempo el calor y continúan quemando la piel.

No dar nada por vía oral, aunque el herido esté consciente y tuviera sed. En ese caso sólo se le mojarán los labios con un pañuelo o gasa empapado en agua. La reposición de líquidos en los quemados graves   sólo puede hacerse por vía intravenosa.

Cubra al herido con una sábana o tela limpia y abríguelo con mantas, etc., mientras llega la ayuda solicitada.

Procure tranquilizar al accidentado si está consciente, ya que son heridos que están especialmente agitados y con fuertes dolores.

4. - QUEMADURAS QUÍMICAS

Se producen, por contacto con sustancias químicas, también llamados productos cáusticos, que no queman por el efecto del calor sino porque reaccionan con el agua que hay en la piel, penetrando en ella rápida y profundamente. Suelen ser de 3° grado y su gravedad depende de la extensión que éstas tengan. Se dan casi siempre en el medio laboral, laboratorios, fábricas, etc.

En caso de que se produzca una quemadura de este tipo las medidas a adoptar son:

1.   Lavar la piel con agua abundante y durante un tiempo prolongado, para retirar el cáustico.
2.   Mientras lava la piel, vaya retirando todo lo que mantiene el cáustico en contacto con la piel, ropas, relojes, lentillas, etc.
3.   Cubra con una tela limpia la zona afectada.
4.   Traslado a un Centro Sanitario.

En cuanto al uso de neutralizantes, hay que ser muy cautos, ya que éstos no se deben emplear en los primeros momentos porque el calor que se desprende en la reacción de neutralización puede agravar las lesiones.

5. -QUEMADURAS ELÉCTRICAS

El paso de la energía eléctrica por el cuerpo humano y el arco voltaico que acompaña a los cortocircuitos, pueden producir quemaduras de diversa gravedad y de características similares a las quemaduras térmicas, Incluso las ropas pueden llegar a arder y nos encontramos con la persona envuelta en llamas. En estos casos actúe como en los grandes quemados.

Cuando la corriente atraviesa el organismo, va produciendo lesiones en distintos tejidos y órganos. Lo primero que afecta es la piel. Si la persona ha permanecido mucho tiempo en contacto con la corriente o bien ésta era de un alto voltaje, aparecen las marcas eléctricas; una de entrada que es más bien aplanada, amarillenta oscura y cuarteada, y otra de salida de aspecto explosivo, como un estallido de la piel al salir la corriente. Aunque la lesión externa en la piel a veces no sea importante, las quemaduras internas de nervios, musculosa y vasos pueden extenderse hasta 30cm. de distancia de la lesión en la piel.

Además de estos tejidos pueden dañarse otros órganos al paso de la corriente. Son más vulnerables los órganos que contienen líquidos abundantes; riñones, aparato digestivo, etc.

Pueden producirse múltiples traumatismos si se produce el "arco voltaico" y la persona sale despedida.

En cuanto al sistema cardiopulmonar, la parada cardiorespiratoria puede producirse por distintos mecanismos; tetania de los musculosa respiratorios, inhibición de los centros respiratorios cerebrales o fibrilación ventricular.

5.1 Que hacer en caso de electrocución

Electrocución es cuando una persona sufre una parada cardiorespiratoria o una pérdida de conocimiento como consecuencia de una descarga eléctrica.

La conducta a seguir ante un accidentado por corriente eléctrica, puede resumirse en tres fases simples, pero muy precisas;

1.   Solicitar ayuda
2.   Rescate o "desenganche" del accidentado
3.   Aplicación de primeros auxilios para mantener a la víctima con vida hasta que llegue la ayuda médica.

• Solicitud de ayuda:
Como primera medida se debe dar la alarma para que alguien acuda y se encargue de avisar al servicio médico de urgencia y a un electricista, mientras usted trata de prestar auxilio al accidentado.

• Rescate o desenganche del accidentado:

Si la víctima ha quedado en contacto con un conductor o pieza bajo tensión, debe ser separada del contacto como primera medida, antes de tratar de aplicarle los primeros auxilios para ello:

A. Se cortará la corriente accionando el interruptor, disyuntor, seccionador, etc. No hay que olvidar que una persona electrizada que se encuentre en un lugar elevado, corre el riesgo de caer al suelo en el momento en que se corte la corriente. En casos así hay que tratar de aminorar el golpe de la caída mediante colchones, ropa, goma o manteniendo tensa una lona o manta entre varias personas.

B. Si resulta imposible cortar la corriente o se tardara demasiado, por encontrarse lejos el interruptor, trate de desenganchar a la víctima mediante cualquier elemento no conductor (tabla, listón, cuerda, silla de madera, cinturón de cuero, palo o rama seca, etc.) con el que a distancia, hacer presa en el cable o en el accidentado, o agarrarle de la ropa estando el socorrista bien aislado sobre tablas de madera.

- Auxiliar a una víctima:

Después de una descarga eléctrica es frecuente que se presente un estado de muerte aparente, que puede ser debido a una pérdida de conocimiento, a un paro respiratorio o a un paro circulatorio.

Cada uno de estos casos requiere una conducta diferente:

A. Pérdida de conocimiento:

Puede haber una pérdida transitoria de conocimiento, pero no hay paro respiratorio. Los latidos cardiacos y el pulso son perceptibles.

En este caso es suficiente poner al accidentado acostado sobre un lado, en posición de seguridad (decúbito lateral).

Es también muy importante vigilar su respiración y el estado de la circulación sanguínea, mientras llega la atención médica.

B. Parada respiratoria:

En este caso, además de la pérdida de conciencia se presentan claros síntomas de paro respiratorio, acompañado o no de cianosis. Por el contrario, el pulso es perceptible.

Es importante emprender inmediatamente la asistencia respiratoria, de preferencia mediante el método boca a boca, tal como explicaremos en otro capitulo.

C. Parada circulatoria:

En este caso la inconsciencia y la falta de respiración se asocia además la ausencia de pulso de latidos cardiacos. Es muy importante comenzar con las maniobras de R.C.P (reanimación cardiopulmonar), es decir combinar la respiración boca a boca con el masaje cardiaco externo, como explicaremos más adelante.

TEMA XXX

HERIDAS

La piel es un tejido continuo que cubre toda la superficie del cuerpo, sólo se interrumpe en los orificios naturales; boca, nariz, oídos, etc. Cuando la piel se rompe por un traumatismo se producen heridas. Si sólo se rompe la piel y el tejido graso que hay debajo, se consideran heridas leves. Cuando además de la piel se lesionan otras estructuras tales como músculos, tendones vasos o incluso vísceras, son heridas graves.

1. - HERIDAS LEVES

Según el mecanismo por el cual se rompe la piel se va a producir un tipo de herida u otro.

1.1 **Clasificación**

* Erosiones.

Se producen al rozar o arrastrar la piel contra una superficie rugosa. Son heridas redondeadas de bordes deshilachados, que generalmente no sangran mucho, aunque suelen estar muy contaminadas.

- Heridas incisas.

Se producen cuando algo que tiene filo incide sobre la piel cortándola. También se llaman brechas o cortes. Son lineales, de bordes lisos, como un ojal en la piel. Sangran por rebosamiento, "sangrado en sábana", la sangre resbala sobre la piel.

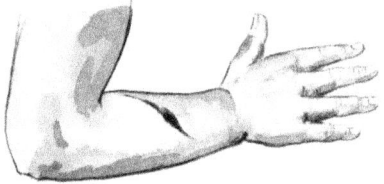

- Heridas punzantes.

Se producen por objetos con más longitud que sección y son más profundas que anchas, esto las hace de especial riesgo de infección, por sus condiciones de poco aireamiento de la herida (anaerobiosis). Heridas por clavos, espinas, agujas, etc.

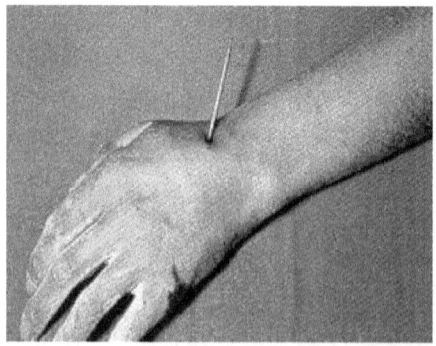

- Heridas contusas.

Producidas por golpes del exterior, siendo graves en ocasiones, pues pueden producir hemorragias internas.

- Heridas especiales.

Producidas por clavos en el cráneo o abdomen y por arma blanca.

1.2 Limpieza y cura

Lo primero que debe hacerse es lavar la piel con agua y jabón para retirar restos de suciedad. Después desinfectar la herida con agua oxigenada y gasas, barriendo la herida desde el centro hacia los bordes. Posteriormente, pincelar la herida con una solución antiséptica. Si la herida no supera o no está en una superficie de roce es mejor dejarla secar al aire y al sol. Si no, puede cubrirse con gasas durante las actividades diarias y dejar al aire en las horas de reposo.

En las heridas incisas, después de desinfectarlas, es conveniente cubrirlas con una gasa y acudir a un centro donde se le realice la sutura de la piel.

En las heridas punzantes conviene facilitar el sangrado de la herida exprimiendo ésta para que así la sangre, al salir, arrastre todo lo que haya podido entrar con el objeto punzante.

2. - HERIDAS GRAVES

Cuando además de romperse o cortarse la piel se dañan otras estructuras importantes que hay debajo, como por ejemplo:

- Heridas en las que bien por su profundidad o por su localización se rompe un vaso importante, una vena o una arteria. Nos enfrentamos a una hemorragia grave.

- Heridas en las que salen los huesos al exterior de la piel. Son fracturas abiertas, en estos casos sólo hay que cubrir la herida con una gasa, e inmovilizar la fractura.

- Heridas penetrantes en tórax. Pueden perforar un pulmón, esto se nota porque sale aire a través de la herida cuando la persona hace una inspiración forzada. Cubra la herida con algo que impida entrar o salir aire. Si hay dificultad para respirar mantenga al herido semisentado.

- Heridas penetrantes en abdomen. Pueden dañar alguna víscera abdominal. Si sale algo a través de la herida no lo introduzca, y cubra la herida con algo limpio tumbe al herido boca arriba con las piernas flexionadas

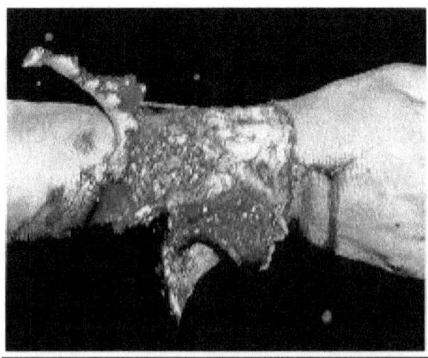

RECUERDE: que las heridas graves no hay que desinfectarlas ni limpiarlas, simplemente recubrirlas con una gasa o tela limpia y trasladar al herido para que sea tratado en un centro sanitario.

3. AMPUTACIONES

Lo más frecuente en el medio laboral son amputaciones de algún dedo de la mano producidas por atrapamientos con máquinas. Cuando ha habido una gran destrucción de tejidos por arrancamiento, aplastamiento o estallido, no es posible el reimplante, pero si el corte ha sido limpio, si puede realizarse con bastantes posibilidades de éxito.

En caso de que se produzca la amputación de algún dedo se pondrá un vendaje compresivo de la herida, manteniendo ésta elevada por encima del nivel del corazón. Se buscará la parte amputada y se envolverá en una gasa o tela limpia y a continuación, se introducirá en una bolsa de plástico que se cerrará con un nudo y se colocará a su vez en otra bolsa o recipiente que contenga agua y hielo.

No debe ponerse el hielo en contacto directo con la parte amputada ya que ésta se congelaría y no podría reimplantarse.

En amputaciones incompletas poner una férula o tablilla de apoyo para evitar que se produzca la amputación completa. Poner encima una venda que sujete el dedo a la tablilla.

A veces en grandes accidentes se producen amputaciones más amplias que pueden afectar a una extremidad. En estos casos lo primero pida ayuda sanitaria de emergencia y mientras llega, si la hemorragia es abundante, ponga un torniquete en la raíz de la extremidad. Respecto a la parte amputada, la conservación y traslado sería igual que en el caso de un dedo.

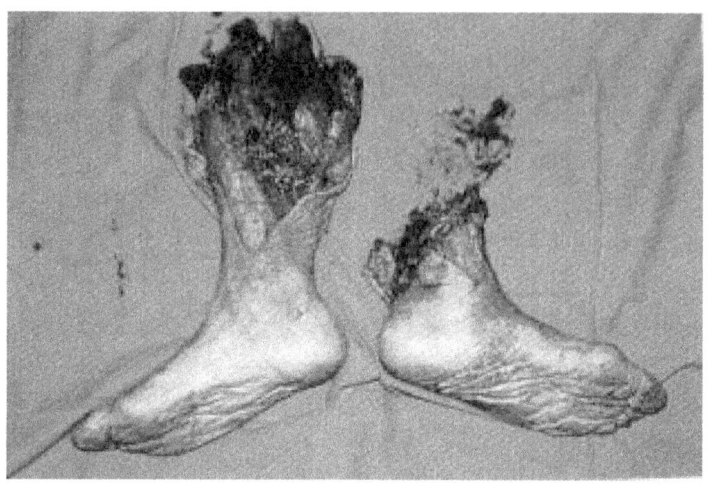

4. - PROFILAXIS

Es el conjunto de medidas que deben tomarse ante cualquier herida para prevenir la enfermedad del tétanos.

4.1 Vacuna Antitetánica

La vacuna antitetánica es una protección que se le confiere a la persona frente a la infección por el bacilo tetánico, es decir, frente al tétanos. El tétanos es una enfermedad muy grave con una alta tasa de mortalidad. Deben ponerse la vacuna las personas que no están correctamente vacunadas y sufren una herida con riesgo de producir infección, o las personas que nunca han sido vacunadas.

• Son heridas con riesgo: las mordeduras, quemaduras, heridas punzantes y, además, cualquier herida por leve que sea si se produce en un ambiente muy contaminado donde hay excrementos de animales o humanos.

Se recomienda el empleo de dicha vacuna en trabajadores que estén en contacto con la tierra o con animales, como agricultores, jardineros etc., los que estén en contacto con aguas negras y los que estén especialmente expuestos a sufrir lesiones traumáticas como trabajadores de la construcción, mecánicos, etc. La administración de la vacuna se realiza en dosis y la duración de la inmunidad depende de la dosis.

• La primera dosis tiene una duración de un mes.

• La segunda dosis se pone al mes y dura un año.

• La tercera dosis se suministra al año y tiene una duración de cinco a diez años.

4.2 Gamma Globulina Antitetánica

La Gamma Globulina Antitetánica sirve para aumentar las defensas frente a la infección siempre que una persona ya haya sido vacunada, es decir, la Gamma Globulína no sirve por sí sola, es un refuerzo de la vacuna.

Puede ponerse a la vez que se administra la primera dosis de la vacuna, en heridas de mucho riesgo de padecer la infección o heridas de moderado riesgo en personas que nunca han sido vacunadas.

TEMA XXXI

HEMORRAGIAS

1. - CONCEPTO DE HEMORRAGIA

El sistema circulatorio está formado por el corazón, los vasos sanguíneos y la sangre. El corazón bombea la sangre para que circule dentro de los vasos.

Cuando un vaso sanguíneo se rompe y la sangre se vierte al exterior del mismo, se produce una hemorragia.

2. -TIPOS DE HEMORRAGIA

Las hemorragias pueden clasificarse de distintas formas:

Según veamos o no salir la sangre al exterior del cuerpo las hemorragias   pueden ser:

A. Externas:

Se produce cuando además de romperse el vaso sanguíneo, se corta la piel y la sangre se vierte al exterior del cuerpo. **Vemos la sangre.**

B. Internas:

Cuando se rompe un vaso sanguíneo sin llegar a romperse la piel y **no vemos salir la sangre** al exterior del cuerpo.

En el sistema circulatorio hay tres tipos de vasos sanguíneos. Según el tipo de vaso que se rompa las hemorragias pueden ser:

A. Capilares:

Si se rompe un vaso capilar.

B. Venosas:

Si lo que se rompe es una vena.

C. Arteriales:

Cuando se rompe una arteria.

Dependiendo de que la pérdida de sangre se realice de forma súbita o progresiva, las hemorragias pueden ser:

1. Agudas:

Cuando la sangre se pierde muy rápidamente. Suele producirse en accidentes. Cuando se pierde mucha cantidad de sangre muy rápidamente, hay gran riesgo de **shock**.

2. Crónicas:

Cuando la pérdida de sangre es de forma lenta y progresiva en el tiempo. Suele producirse en enfermedades.

A igual cantidad de sangre pérdida, siempre es más grave que se pierda de forma súbita, ya que, cuando se pierde sangre progresivamente ya sea en el plazo de días o incluso meses, le da tiempo al organismo a adaptarse a la pérdida.

3. - HEMORRAGIAS EXTERNAS

Las hemorragias externas pueden ser:

A.   Capilares:

La sangre es de color intermedio, da lugar a la llamada "hemorragia en sábana" con multitud de puntos sangrantes. Se producen en todas las heridas leves en las que se rompe o se corta la piel. En ese caso solamente hay que lavar y desinfectar la herida y si persiste el sangrado, acudir a un centro sanitario para la sutura de la piel.

B.   Venosas o arteriales:

Se producen cuando además de cortarse la piel se corta una vena (sangre de color oscuro), o arteria (sangre fácilmente reconocible por ser de color rojo vivo) o incluso, en ocasiones, pueden cortarse los dos vasos a la vez. La herida no para de sangrar, la sangre sale con fuerza, a presión, a través de la herida y perpendicular a la piel. En esos casos hay que actuar rápidamente para evitar que se pierda mucha cantidad de sangre. En la práctica no es necesario diferenciar una hemorragia arterial de una hemorragia venosa (además de que muchas veces es prácticamente imposible) ya que las medidas a tomar son siempre las mismas.

4.- ¿CÓMO DETENER UNA HEMORRAGIA?

Todas las medidas van encaminadas a que la persona pierda la menor cantidad de sangre y lo más lentamente posible, para ello actúe por este orden:

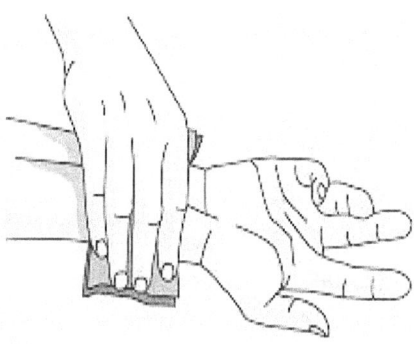

• Presione directamente la herida con gasas, pañuelos, trozos de tela, etc. Si no tiene nada puede presionar con la mano o el puño.

• Colocar siempre que sea posible la herida más alta que el corazón. Esto hará que la sangre tenga que vencer la gravedad para llegar al punto donde está la herida haciendo más difícil el sangrado. En heridas en la extremidad superior, siente a la persona y eleve el brazo, En la extremidad inferior, túmbele y eleve la   pierna.

- Hacer un vendaje compresivo de la herida, manteniendo el relleno que habíamos puesto para taponar y vendado encima con vendas o telas.

5. - PUNTOS DE PRESIÓN ARTERIAL

Se trata de presionar con los dedos la arteria que lleva la sangre a la zona donde se ha producido la herida. Hay muchos puntos de presión arterial pero los más importantes son:

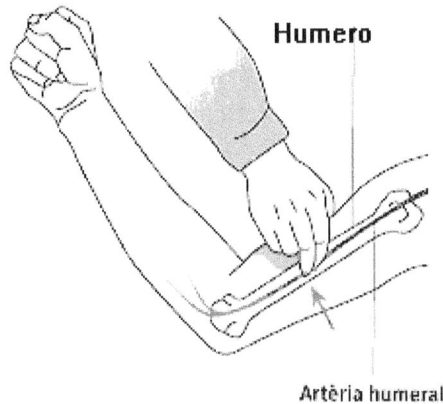

Humero

Artèria humeral

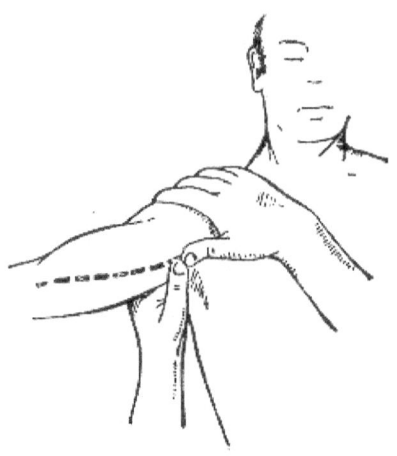

- La arteria humeral:

Presionar esta arteria sirve para controlar cualquier hemorragia que se produzca en la extremidad superior. Esta arteria se encuentra situada en la parte interna del brazo, paralela al hueso húmero. Para presionarla se hundirán los dedos en el surco que hay por debajo del relieve del músculo bíceps, apretando fuerte la arteria contra el hueso.

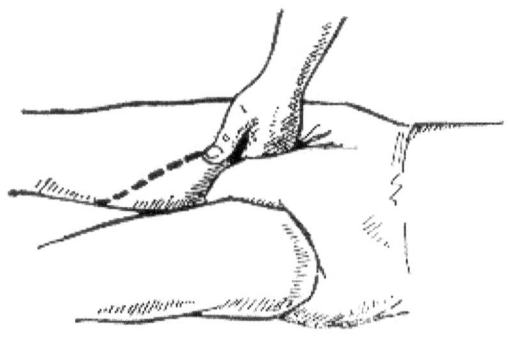

- La arteria femoral:

Presionar esta otra arteria sirve para contener cualquier hemorragia en la extremidad inferior. Esta arteria pasa a la pierna a través de la ingle,

130

donde es muy superficial. Para presionarla bastará con apoyar el talón de la mano en la parte media de la ingle comprimiendo así la arteria contra el hueso

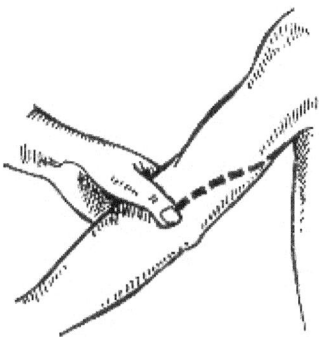

.Cuando la hemorragia se produzca en cualquier otra zona del cuerpo que no sea una extremidad, por ejemplo, el cuello, la axila o la ingle, la única medida a tomar será presionar directamente el punto que sangra. No intente buscar otros puntos de presión como la carótida o la subclavia ya que, además de lo difícil de esta técnica, puede provocar daños a estructuras frágiles como el cerebro.

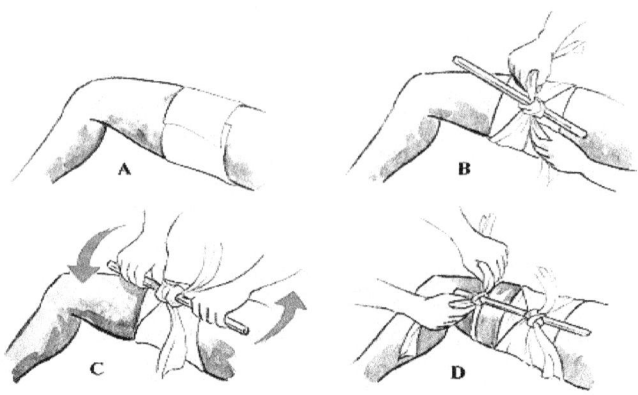

6. - EL TORNIQUETE

Hasta ahora hemos descrito las medidas que no son agresivas y, por lo tanto, no conllevan riesgo para la persona. El torniquete es una medida agresiva, y sólo debe ser utilizado en caso de que el beneficio que aporte sea mayor que el riesgo que conlleva, es decir, en el caso de que la hemorragia sea tan abundante como para comprometer la vida de la persona. El torniquete prácticamente sólo debe usarse en el caso de amputaciones graves (no en el caso de un dedo, sino en amputaciones más importantes).

La técnica correcta para aplicar un torniquete es utilizar siempre algo ancho, de unos 6 centímetros (puede ser un pañuelo, una corbata, una tela, etc.). No debe ser elástico, es decir, no sirve poner una goma ya que esto no cortará el paso de sangre arterial y sí haría difícil el retorno venoso, favoreciendo la acumulación de sangre por debajo de la goma y, en consecuencia, aumentaría el sangrado.

En cuanto al tiempo máximo de aplicación, una vez puesto de forma correcta, no debe mantenerse apretado más de 30 minutos, ya que pasado este tiempo existe riesgo de que se produzcan necrosis de los músculos e incluso parálisis por la ausencia de sangre y de oxígeno en los tejidos (isquemia). Lo ideal es que, una vez puesto, sea el personal sanitario el encargado de aflojarlo.

Sí por razones de aislamiento o demora de la ayuda sanitaria nos vemos obligados a aflojarlo, hay que hacerlo muy despacio, si lo soltamos rápidamente, ocasionaría una pérdida brusca de sangre que podría llevar a la persona a un estado de **Shock.**

7. - EPISTAXIS. HEMORRAGIA NASAL.

La hemorragia por la nariz puede producirse de manera espontánea o consecuente con un traumatismo nasal (contusión directa a la nariz. Cuando se produce espontáneamente suele ser por sequedad de la mucosa nasal que se agrieta fácilmente y sangra.

Para detener la hemorragia, sentar al paciente con la cabeza inclinada hacia delante para evitar que tragué sangre y que se obstruyan las vías respiratorias, presionar con un dedo el ala de la nariz contra el tabique nasal del orificio que esté sangrando, por espacio de diez minutos. Si la hemorragia continúa, se realizará un taponamiento nasal en la fosa sangrante, utilizando para ello una gasa impregnada con un poco de agua oxigenada. La gasa debe presionar el interior de la mucosa nasal y no sólo absorber o empapar la sangre. Una vez taponada la nariz no se debe retirar el tapón antes de 1 ó 2 horas.

Si la hemorragia se produjo por un traumatismo y se observa alguna deformación en la nariz, debe acudirse a un centro asistencial para su valoración. (Ej. rotura tabique nasal)

8. - HEMORRAGIAS INTERNAS

Las hemorragias internas propiamente dichas son las de "tórax y abdomen. "

A veces no se manifiestan momentáneamente con .ningún síntoma, sólo se manifiestan de forma tardía, por tanto hay que vigilar al paciente. La conducta a seguir es, envolver al paciente en una manta, en decúbito supino, y evacuarlo urgentemente al hospital. No darle nunca ningún estimulante.

Al igual que las externas, las hemorragias pueden ser, capilares, venosas o arteriales.

A.   Capilares:

Cuando ante un traumatismo con un objeto se rompen los pequeños vasos que hay debajo de la piel y se forma un hematoma o cardenal. Ej. puñetazo, et.

B.   Venosas o arteriales:

Producidas por fuertes contusiones abdominales, ej. caídas al vacío, accidentes de tráfico, etc. Se rompe una víscera abdominal, por estallido ante fuertes presiones, afectando generalmente las vísceras macizas, no deformables, como el hígado, bazo, los riñones, etc. Las vísceras huecas como el estómago, intestino, etc., no suelen romperse por ser fácilmente deformables. Sólo se rompen en caso de estar llenas.

Se debe sospechar la existencia de una hemorragia interna cuando, tras un accidente aparecen los siguientes síntomas:

1.   Palidez

2.   Frialdad

3.   Somnolencia o disminución del nivel de consciencia

4.   Taquicardia 120 latidos por minuto y el pulso muy débil

Todos estos síntomas deben hacernos pensar en la existencia de Shock y, en consecuencia, pedir ayuda sanitaria de emergencia si no se ha hecho antes. Las hemorragias internas son las más difíciles de diagnosticar y las más graves, ya que la sangre no puede verse.

TEMA XXXII

LAS ENFERMEDADES PSIQUIÁTRICAS

1. - TRASTORNOS DE INICIO EN LA INFANCIA O EN LA ADOLESCENCIA

Se trata de una serie de trastornos que suelen ser diagnosticados por primera vez durante la infancia o la adolescencia. Aunque la mayor parte de los sujetos con estos trastornos no se diagnostican hasta la etapa adulta.

En este bloque se incluyen:

• Retraso mental.

Este trastorno se caracteriza por una capacidad intelectual significativamente por debajo del promedio (un CI de aproximadamente 70 o inferior), con una edad de inicio anterior a los 18 años y déficit o insuficiencias concurrentes en la actividad adaptativa (problemas de comunicación, cuidado de sí mismo, vida doméstica, habilidades sociales).

- Trastornos del aprendizaje.

Estos trastornos se caracterizan por un rendimiento académico sustancialmente por debajo de lo esperado dadas, la edad cronológica del sujeto, la medición de su inteligencia y una enseñanza apropiada a su edad. Pueden ser trastornos relacionados con la capacidad de lectura, de cálculo y de expresión escrita.

- Trastorno de las habilidades motoras.

Se caracteriza por una coordinación motora deficiente dada la edad cronológica del sujeto y su nivel de inteligencia.

- Trastornos de la comunicación.

Estos trastornos se caracterizan por deficiencias del habla o el lenguaje, relacionadas con la capacidad de expresión y/o comprensión.

- Trastornos generalizados de desarrollo.

Se caracterizan por déficit grave y alteraciones generalizadas en múltiples áreas del desarrollo.

- Trastornos por déficit de atención y comportamiento perturbador.

Son trastornos relacionados con bajos niveles de atención, impulsividad e hiperactividad. También se incluyen en este apartado los trastornos relacionados con actitudes antisociales y negativistas.

- Trastornos de la ingestión y la conducta alimentaria.

Aquí se incluye el pica (ingestión persistente de sustancias no nutritivas), la rumiación (regurgitación y nueva masticación de alimento) y la incapacidad persistente para comer adecuadamente.

- Trastornos de tics.

Se refieren a tics vocales y/o motores.

- Trastornos de la eliminación.

Se incluye encopresis (deposición repetida de heces en lugares inadecuados) y enuresis (la emisión repetida de orina en lugares inadecuados).

- Otros trastornos.

Como la ansiedad de separación (respecto del hogar o las personas queridas), el mutismo selectivo (para situaciones concretas), el trastorno reactivo de la vinculación (relacionado con una crianza inadecuada) y el trastorno de movimientos estereotipados (repetitivos, impulsivos y no funcionales).

1. DELIRIUM, DEMENCIA, TRASTORNOS AMNÉSICOS Y OTROS TRASTORNOS COGNOSCITIVOS

La alteración predominante en este tipo de trastornos es un déficit significativo de las funciones cognoscitivas (facultad de conocer) o la memoria que representa un cambio del nivel previo de actividad.

Estos trastornos se deben a una enfermedad médica, aunque ésta no esté perfectamente identificada, al consumo de una sustancia o a la combinación de ambas situaciones.

El delirium, se caracteriza por una alteración de la conciencia (disminución de la capacidad de atención, distraibilidad) y un cambio de las cogniciones (deterioro de la memoria, desorientación o alteraciones del lenguaje) que se desarrollan a lo largo de un breve periodo de tiempo.

La demencia, se caracteriza por déficit cognoscitivos múltiples que pueden ser del tipo:

• Afasia (deterioro del lenguaje)

• Apraxia (deterioro de la capacidad de ejecución de las actividades motoras)

• Agnosia (fallos en el reconocimiento de objetos)

Junto con un deterioro de la memoria. Las hay debidas a una enfermedad médica, inducidas por sustancias o de etiología múltiple.

El trastorno amnésico, se caracteriza por el deterioro de la memoria en ausencia de otros deterioros cognoscitivos significativos.

2. - TRASTORNOS MENTALES DEBIDOS A UNA ENFERMEDAD FÍSICA

El trastorno mental debido a enfermedad médica se caracteriza por la presencia de síntomas mentales que se consideran una consecuencia fisiológica directa de la enfermedad médica (enfermedades infecciosas, endocrinas, del sistema nervioso).

Nos estamos refiriendo al tipo de trastornos que hace algunos años eran denominados trastornos mentales orgánicos. Actualmente ha sido eliminado el término orgánico y se distinguen los trastornos mentales debidos a una enfermedad médica, de los trastornos inducidos por sustancias (ver punto 4) los cuales, también formaban antes, parte de los trastornos mentales orgánicos

En este apartado se incluye:

• Delirium debido a enfermedad médica.

• Demencia debida a enfermedad médica.

• Trastorno amnésico debido a enfermedad médica.

• Trastorno psicótico debido a enfermedad médica.

• Trastorno del estado de ánimo debido a enfermedad médica.

• Trastorno de ansiedad debido a enfermedad médica.

• Trastorno sexual debido a una enfermedad médica.

• Trastorno del sueño debido a una enfermedad médica.

Para diagnosticar este tipo de trastornos es necesario demostrar, a través de la historia clínica, de la exploración física o de las pruebas de laboratorio, que la alteración es un efecto fisiológico directo de una enfermedad médica.

3. - TRASTORNOS RELACIONADOS CON SUSTANCIAS

Los trastornos relacionados con sustancias incluyen los trastornos relacionados con la ingestión de una droga de abuso, los efectos secundarios de un medicamento y la exposición a tóxicos.

Sustancias (drogas) a tener en cuenta son:

• Alcohol.

• Alucinógenos.

• Anfetamina o simpaticomiméticos de acción similar.

• Cafeína.

• Cannabis.

• Fenciclidina (PCP).

• Inhalantes.

• Nicotina.

• Opiáceos.

- Sedantes, hipnóticos y ansiolíticos.

Muchos de los medicamentos prescritos o tomados por iniciativa propia, pueden causar también trastornos relacionados con sustancias. Los síntomas suelen estar relacionados con las dosis del medicamento y normalmente desaparecen al disminuir éstas o al suspender la administración.

La exposición a una amplia gama de otras sustancias químicas también propicia la aparición de un trastorno relacionado con sustancias. Entre los tóxicos capaces de provocar estos trastornos se incluyen, los metales pesados, raticidas, pesticidas, monóxido de carbono y dióxido de carbono.

Los trastornos relacionados con sustancias se dividen en dos grupos:

1. Trastornos por consumo de sustancias (dependencia y abuso).

2. Trastornos inducidos por sustancias (intoxicación, abstinencia, delirium, demencia, trastorno amnésico, trastorno psicótico, trastorno del estado de ánimo, trastorno de ansiedad, trastorno sexual y trastorno del sueño).

La dependencia, se caracteriza por un grupo de síntomas cognoscitivos, comportamentales y fisiológicos, que indican que el individuo continúa consumiendo la sustancia a pesar de la aparición de problemas significativos relacionados con ella. Existe un patrón de repetida autoadministración que a menudo lleva a la tolerancia, la abstinencia y a una ingestión compulsiva de la sustancia.

El abuso se caracteriza por un patrón desadaptativo de consumo de sustancias, manifestado por consecuencias adversas significativas y recurrentes relacionadas con el consumo repetido de sustancias.

La intoxicación, se caracteriza por la aparición de un síndrome (conjunto de signos y síntomas) reversible específico de la sustancia debido a su reciente ingestión o exposición.

La abstinencia, se caracteriza por la presencia de un cambio desadaptativo del comportamiento, con concomitantes fisiológicos y cognoscitivos, debido al cese o la reducción del uso prolongado de grandes cantidades de sustancias. Los signos y síntomas de la abstinencia varían, de acuerdo con la sustancia empleada, y muchos empiezan de forma opuesta a los observados en la intoxicación por esta misma sustancia.

4. - ESQUIZOFRENIA Y OTROS TRASTORNOS PSICÓTICOS

Todos los trastornos incluidos en esta sección tienen, síntomas psicóticos, como característica definitoria.

Históricamente, el término psicótico ha sido definido de varias formas distintas, ninguna de las cuales ha sido universalmente aceptada.

La definición más restrictiva del término psicótico se refiere, a las ideas delirantes y a las alucinaciones manifiestas, debiendo presentarse estas últimas en ausencia de conciencia de su naturaleza patológica.

También ha sido denominado trastorno mental psicótico aquel que, ocasiona un deterioro que interfiere en gran medida con la capacidad para responder a las demandas cotidianas de la vida.

Finalmente, el término se ha definido conceptualmente como una pérdida de las fronteras del ego (del yo) o un grave deterioro de la evaluación de la realidad.

En este grupo de trastornos se incluyen:

- Esquizofrenia:

Es una alteración que persiste durante por lo menos seis meses e incluye por lo menos un mes de síntomas de la fase activa (ideas delirantes, alucinaciones, lenguaje desorganizado, comportamiento desorganizado…).

- Trastorno esquizofreniforme:

Se caracteriza por una presentación sintomática equivalente a la esquizofrenia, excepto por la duración y el nivel de deterioro. Dura de uno a seis meses y no presenta deterioro funcional.

- Trastorno esquizoafectivo:

Es una alteración en la que se presentan simultáneamente un episodio afectivo, depresivo, maníaco o mixto. Ver punto 6) y los síntomas de la fase activa de la esquizofrenia.

*   Trastorno delirante:

Se caracteriza por al menos un mes de ideas delirantes no extrañas (probables y comprensibles) sin otros síntomas de la fase activa de la esquizofrenia.

*   Trastorno psicótico breve:

Es una alteración psicótica que dura más de un día y que remite antes de un mes.

*   Trastorno psicótico compartido:

Es una alteración que se desarrolla en un sujeto que está influenciado por alguien que presenta una idea delirante de contenido similar.

*   Trastorno psicótico debido a enfermedad médica.

*   Trastorno psicótico inducido por sustancia.

5. - TRASTORNOS DEL ESTADO DE ÁNIMO

La sección de los trastornos del estado de ánimo incluye los trastornos que tienen como característica principal una alteración del humor.

Los trastornos del estado de ánimo están divididos en, trastornos depresivos y bipolares. Los trastornos depresivos (depresión mayor, distimia) se distinguen de los trastornos bipolares por el hecho de no haber historia previa de episodio maníaco, mixto o hipomaniaco. Los trastornos bipolares (bipolar y ciclotímico) implican la presencia o historia de episodios maníacos, mixtos o hipomaníacos, normalmente acompañados por episodios depresivos mayores.

El episodio depresivo mayor es un periodo de al menos dos semanas, durante el que hay un estado de ánimo deprimido o una pérdida de interés o placer en casi todas las actividades.

Un episodio maníaco, se define por un periodo concreto durante el cual el estado de ánimo es anormal y persistentemente elevado, expansivo o irritable. El episodio se puede caracterizar por un aumento de la autoestima o grandiosidad, disminución de la necesidad de dormir, lenguaje verborreico (más hablador de lo habitual), fuga de ideas, distraibilidad, aumento de las actividades intencionadas o agitación psicomotora e implicación excesiva en actividades placenteras con un alto potencial para producir consecuencias graves.

Un episodio mixto, se caracteriza por un periodo de tiempo (al menos una semana) en el que casi cada día se cumplen los criterios tanto para un episodio maníaco, como para un episodio depresivo mayor. El sujeto experimenta estados de ánimo que se alternan con rapidez (tristeza, irritabilidad, euforia).

Un episodio hipomaníaco es similar, al episodio maníaco, aunque de menor duración y gravedad.

Entre los trastornos propios de esta sección se encuentran:

- Trastorno depresivo mayor.

Se caracteriza por uno o más episodios depresivos mayores.

* Trastorno distímico.

Se caracteriza por al menos dos años en los que ha habido más días con estado de ánimo depresivo que sin él, acompañado de otros síntomas depresivos que no cumplen los criterios para un episodio depresivo mayor (menor intensidad).

* Trastornos bipolares.

Se caracterizan por la presencia de episodios depresivos mayores acompañados de episodios maníacos, mixtos o hipomaníacos

* Trastorno ciclotímico.

Se caracteriza por al menos dos años de numerosos periodos de síntomas hipomaníacos que no cumplen los criterios para un episodio maníaco y numerosos periodos de síntomas depresivos que no cumplen los criterios para un episodio depresivo mayor.

6. - TRASTORNOS DE ANSIEDAD

En el contexto de estos trastornos pueden aparecer crisis de angustia y agorafobia.

La crisis de angustia (pánico attack) se caracteriza por la aparición súbita de síntomas de aprensión, miedo pavoroso o terror, acompañados habitualmente de sensación de muerte inminente. Durante estas crisis también aparecen síntomas como, falta de aliento, palpitaciones, opresión o malestar torácico, sensación de atragantamiento o asfixia y miedo a "volverse loco" o perder el control.

La agorafobia se caracteriza por, la aparición de ansiedad o comportamiento de evitación en lugares o situaciones donde escapar puede resultar difícil o embarazosos, o bien donde sea imposible encontrar ayuda, en el caso de que aparezca en ese momento, una crisis de angustia o síntomas similares a la angustia.

Tomando como referencia estas dos situaciones patológicas, tenemos que los trastornos de ansiedad se pueden clasificar en:

- Trastorno de angustia sin agorafobia.

Se caracteriza por crisis de angustia recidivantes (recurrentes) e inesperadas que causan un estado de permanente preocupación al paciente.

- Trastorno de angustia con agorafobia.

Se caracteriza por crisis de angustia y agorafobia de carácter recidivante e inesperado.

- Agorafobia sin historia de trastorno de angustia.

Se caracteriza por la presencia de agorafobia y síntomas similares a la angustia en un individuo sin antecedentes de crisis de angustia inesperadas.

- Fobia específica.

Se caracteriza por la presencia de ansiedad clínicamente significativa como respuesta a la exposición a situaciones u objetos específicos temidos, lo que suele dar lugar a comportamientos de evitación.

- Fobia social.

Se caracteriza por la presencia de ansiedad clínicamente significativa como respuesta a ciertas situaciones sociales o actuaciones en público del propio individuo, lo que suele dar lugar a comportamientos de evitación.

- Trastorno obsesivo-compulsivo.

Se caracterizan por obsesiones, que causan ansiedad y malestar significativos, y/o compulsiones, cuyo propósito es neutralizar dicha ansiedad.

- Trastorno por estrés postraumático.

Se caracteriza por la reexperimentación de acontecimientos altamente traumáticos, síntomas debidos al aumento de la activación y comportamiento de evitación de los estímulos relacionados con el trauma.

- Trastorno por estrés agudo. Se caracteriza por síntomas parecidos al trastorno por estrés postraumático que aparecen inmediatamente después de un acontecimiento altamente traumático.

- Trastorno de ansiedad generalizada.

Se caracteriza por la presencia de ansiedad y preocupaciones de carácter excesivo y persistente durante al menos seis meses.

7. - TRASTORNOS SOMATOMORFOS

La característica común de los trastornos somatomorfos es la presencia de síntomas físicos, que sugieren una enfermedad médica y que no pueden explicarse plenamente por la presencia de una enfermedad, por los efectos directos de una sustancia o por otro trastorno mental.

A diferencia de lo que ocurre en los facticios y en la simulación (ver punto 9), los síntomas físicos no son intencionados.

En este grupo se encuentran:

• Trastorno de somatización (antes conocido como histeria).

Es un trastorno polisintomático que se inicia antes de los 30 años, persiste durante varios años y se caracteriza por una combinación de síntomas gastrointestinales, sexuales, seudoneurológicos y dolor.

• Trastorno somatomorfo indiferenciado.

Se caracteriza por síntomas físicos no explicados, que persisten al menos 6 meses y que son insuficientes para establecer el diagnóstico de trastorno de somatización.

• Trastorno de conversión.

Consiste en síntomas o disfunciones no explicadas de las funciones motoras voluntarias o sensoriales, que sugieren un trastorno neurológico o médico. Se considera que los factores psicológicos están asociados a los síntomas o disfunciones.

- Trastorno por dolor.

Consiste en la presencia de dolor como objeto predominante de atención clínica. Además, se considera que los factores psicológicos desempeñan un papel importante en su inicio, gravedad, exacerbación o persistencia.

- Hipocondría.

Es la preocupación y el miedo de tener, o la idea de padecer, una enfermedad grave a partir de la mala interpretación de los síntomas o funciones corporales.

- Trastorno dismórfico corporal.

Es la preocupación por algún defecto imaginario o exagerado en el aspecto físico.

8. - TRASTORNOS FACTICIOS

Los trastornos facticios se caracterizan por síntomas físicos o psicológicos fingidos o producidos intencionadamente, con el fin de asumir el papel de enfermo.

La apreciación de que un síntoma se ha producido de manera intencionada es posible tanto por comprobación directa como por la exclusión de otras causas.

Hay que tener en cuenta que la presencia de síntomas facticios no excluye la coexistencia de síntomas físicos o psicológicos verdaderos.

Los trastornos facticios son distinguibles de los actos de simulación.

En la simulación el "paciente" también produce los síntomas de modo intencionado, pero su objetivo es, fácilmente reconocible cuando se conocen las circunstancias.

En cambio, en el trastorno facticio existe una necesidad psicológica de asumir el papel de enfermo, tal como se pone de manifiesto por la ausencia de incentivos externos para tal comportamiento.

Mientras que un acto de simulación puede considerarse adaptativo (útil) bajo ciertas circunstancias, por definición, el diagnóstico de trastorno facticio implica siempre un determinado grado de psicopatología.

9. - TRASTORNOS DISOCIATIVOS.

La característica esencial de los trastornos disociativos consiste en una alteración de las funciones integradoras de la conciencia, la identidad, la memoria y la percepción del entorno.

Esta alteración puede ser repentina o gradual, transitoria o crónica.

En este apartado se incluyen los siguientes trastornos:

• Amnesia disociativa.

Se caracteriza por una incapacidad para recordar información personal importante, generalmente de naturaleza traumática o estresante, que es demasiado amplia para ser explicada por el olvido ordinario.

- Fuga disociativa.

Se caracteriza por viajes repentinos e inesperados lejos del hogar o del puesto de trabajo, acompañados de incapacidad para recordar el propio pasado, de confusión acerca de la propia identidad y asunción de otra identidad nueva.

- Trastorno de identidad disociativo (antes personalidad múltiple).

Se caracteriza por la presencia de uno o más estados de identidad o personalidad que controlan el comportamiento del individuo de modo recurrente, junto a una incapacidad para recordar información personal importante.

- Trastorno de despersonalización.

Se caracteriza por una sensación persistente y recurrente de distanciamiento de los procesos mentales y del propio cuerpo, junto a l conservación del sentido de la realidad.

10. - TRASTORNOS SEXUALES Y DE LA IDENTIDAD SEXUAL

En este bloque se encuentran las disfunciones sexuales, las parafilias y los trastornos de la identidad sexual.

Las disfunciones sexuales se caracterizan por una alteración del deseo sexual, por cambios psicofisiológicos en el ciclo de la repuesta sexual y por la provocación de malestar y problemas interpersonales.

Las disfunciones sexuales comprenden los trastornos del deseo sexual (deseo sexual hipoactivo, aversión al sexo), trastornos de la excitación sexual (trastorno de la excitación en la mujer y de la erección en el hombre), trastornos del orgasmo (disfunción orgásmica y eyaculación precoz), trastornos sexuales por dolor (dispareunia y vaginismo), disfunción sexual debida a enfermedad médica y disfunción sexual inducida por sustancias.

Las parafilias, se caracterizan por impulsos sexuales intensos y recurrentes, fantasías o comportamientos que implican objetos, actividades o situaciones poco habituales. Estos trastornos producen malestar clínicamente significativo o deterioro social, laboral o de otras áreas importantes de la actividad del individuo.

Las parafilias incluyen el exhibicionismo, el fetichismo, el frotteurismo (contacto y roce no consentido), la pedofilia, el masoquismo sexual, el sadismo sexual, el fetichismo transvestista, el voyeurismo.

Los trastornos de la identidad sexual, se caracterizan por una identificación intensa y persistente con el otro sexo, acompañada de malestar persistente por el propio sexo.

11. - TRASTORNOS DE LA CONDUCTA ALIMENTARIA.

Los trastornos alimentarios se caracterizan por alteraciones graves de la conducta alimentaria.

En este grupo se incluyen la anorexia nerviosa y la bulimia nerviosa.

La anorexia nerviosa se caracteriza, por el rechazo a mantener el peso corporal en los valores mínimos normales y un miedo intenso a ganar peso o convertirse en obeso.

La pérdida de peso, en los casos de anorexia nerviosa, da lugar a un peso inferior al 85% del esperable, o a un fracaso en conseguir el aumento de peso normal durante el periodo de crecimiento, dando como resultado un peso corporal inferior al 85% del peso esperable.

En las mujeres postpuberales, la anorexia nerviosa, se acompaña de amenorrea (desaparición del ciclo menstrual).

La bulimia nerviosa se caracteriza por, episodios recurrentes de voracidad seguidos por conductas compensatorias inapropiadas como el vómito provocado, el abuso de fármacos laxantes y diuréticos y otros medicamentos, el ayuno o el ejercicio excesivo.

Una característica esencial de la anorexia nerviosa y de la bulimia nerviosa es la alteración de la percepción de la forma y el peso corporales.

12. - TRASTORNOS DEL SUEÑO

Los trastornos del sueño están divididos en cuatro grandes grupos según su posible etiología (causa):

- Trastornos primarios del sueño.

- Trastorno del sueño relacionado con otro trastorno mental.

- Trastorno del sueño debido a una enfermedad médica.

- Trastorno del sueño inducido por sustancias.

Los trastornos primarios del sueño, son aquellos que no tienen como etiología ninguno de los siguientes trastornos: otra enfermedad mental, una enfermedad médica o una sustancia.

Estos trastornos del sueño aparecen presumiblemente como consecuencia de alteraciones endógenas en los mecanismos del ciclo sueño-vigilia, que a menudo se ven agravados por factores de condicionamiento.

A su vez los trastornos primarios del sueño se subdividen en disomnias, caracterizadas por trastornos de la cantidad, calidad y horario de sueño (insomnio, hipersomnia...), y parasomnias, caracterizadas por acontecimientos o conductas anormales asociadas al sueño (pesadillas, sonambulismo).

Trastorno del sueño relacionado con otro trastorno mental. Consiste en alteraciones del sueño debidas a un trastorno mental diagnosticable (a menudo trastornos del estado de ánimo o trastornos de ansiedad), que es de suficiente gravedad como para merecer atención clínica independiente. Probablemente, los mecanismos fisiopatológicos responsables del trastorno mental también afectan la regulación del ciclo sueño-vigilia.

Trastorno del sueño debido a una enfermedad médica. Consiste en alteraciones del sueño como consecuencia de los efectos fisiopatológicos directos de una enfermedad médica sobre el sistema sueño-vigilia.

Trastorno del sueño inducido por sustancias. Consiste en alteraciones del sueño como consecuencia del consumo o del abandono de una sustancia particular (fármacos incluidos).

13. -TRASTORNOS DEL CONTROL DE LOS IMPULSOS (NO VISTOS ANTERIORMENTE)

La característica fundamental de los trastornos del control de los impulsos es la dificultad para resistir un impulso, una motivación o una tentación de llevar a cabo un acto perjudicial para la persona o para los demás.

En la mayoría de los casos el individuo percibe una sensación de tensión o activación interior antes de cometer el acto y luego experimenta placer, gratificación o liberación en el momento de llevarlo a cabo. Tras el acto puede o no haber arrepentimiento, autoreproches o culpa. Dentro de este apartado se incluyen:

• Trastorno explosivo intermitente.

Se caracteriza por la aparición de episodios aislados en los que el individuo no puede controlar los impulsos agresivos, dando lugar a violencia o destrucción de la propiedad.

• Cleptomanía.

Se caracteriza por una dificultad recurrente para resistir el impulso de robar objetos que no son necesarios para el uso personal o por su valor monetario.

• Piromanía.

Se caracteriza por un patrón de comportamiento que lleva a provocar incendios por puro placer, gratificación o liberación de la tensión.

• Juego patológico.

Se caracteriza por un comportamiento de juego desadaptado, recurrente y persistente.

- Tricotilomanía.

Se caracteriza por un comportamiento recurrente de arrancarse el propio cabello por simple placer, gratificación o liberación de la tensión que provoca una perceptible pérdida de pelo.

14. - TRASTORNOS ADAPTATIVOS

La característica esencial del trastorno adaptativo es el desarrollo de síntomas emocionales o comportamentales en respuesta a un estresante psicosocial identificable.

Los síntomas deben presentarse durante los tres meses siguientes al inicio del estresante. La expresión clínica de la reacción consiste en un acusado malestar, superior al esperable dada la naturaleza del estresante, o un deterioro significativo de la actividad social o profesional (o académico).

El diagnóstico de trastorno adaptativo no se aplica cuando los síntomas representan una reacción de duelo.

Por definición, un trastorno adaptativo debe resolverse dentro de los 6 meses que siguen a la desaparición del estresante (o de sus consecuencias). Sin embargo, los síntomas pueden persistir por un periodo prolongado de tiempo si aparecen en respuesta a un estresante crónico o a un estresante con repercusiones importantes.

El estresante puede ser un acontecimiento simple o deberse a factores múltiples. Los estresantes son a veces recurrentes o continuos, y pueden afectar a una persona, a una familia, a un grupo o comunidad. También hay estresantes dependientes de acontecimientos específicos del desarrollo (como ser padre, jubilarse…).

15. - TRASTORNOS DE PERSONALIDAD

Un trastorno de la personalidad es un patrón permanente e inflexible de experiencia interna y de comportamiento que se aparta acusadamente de las expectativas de la cultura del sujeto, tiene su inicio en la adolescencia o principio de la edad adulta, es estable a lo largo del tiempo y comporta malestar o perjuicio para el sujeto.

Los distintos tipos de trastorno de personalidad son:

• Trastorno paranoide de la personalidad.

Es un patrón de desconfianza y suspicacia que hace que se interpreten maliciosamente las intenciones de los demás.

• Trastorno esquizoide de la personalidad.

Es un patrón de desconexión de las relaciones sociales y de restricción de la expresión emocional.

• Trastorno esquizotípico de la personalidad.

Es un patrón de malestar intenso en las relaciones personales, distorsiones cognoscitivas o perceptivas y excentricidades del comportamiento.

- Trastorno antisocial de la personalidad.

Es un patrón de desprecio y violación de los derechos de los demás.

- Trastorno límite de la personalidad.

Es un patrón de inestabilidad en las relaciones interpersonales, la autoimagen y los afectos, y de una notable impulsividad.

- Trastorno histriónico de la personalidad.

Es un patrón de emotividad excesiva y demanda de atención.

- Trastorno narcisista de la personalidad.

Es un patrón de grandiosidad, necesidad de admiración y falta de empatía.

- Trastorno de la personalidad por evitación.

Es un patrón de inhibición social, sentimientos de incompetencia e hipersensibilidad a la evaluación negativa.

- Trastorno de la personalidad por dependencia.

Es un patrón de comportamiento sumiso y pegajosos relacionado con una excesiva necesidad de ser cuidado.

- Trastorno obsesivo-compulsivo de la personalidad.

Es un patrón de preocupación por el orden, el perfeccionismo y el control.

TEMA XXXIII

APLICACIÓN DE FRÍO Y CALOR

INTRODUCCIÓN

La temperatura corporal se regula, por una serie de sistemas del organismo que garantizan su estabilidad, frente a la agresión de agentes externos que puedan modificarla.

Para cambiar la temperatura corporal, existen una serie de actuaciones que para aplicarlas debe de conocer la enfermera y también el paciente, consistentes en un conjunto de agentes físicos generadores de frío o calor, aplicables a una zona del cuerpo para producir cambios locales o generales, con objetivos terapéuticos.

La temperatura del cuerpo está generalmente a 34ºC en el tórax, y una disminución o aumento de la misma, produce una excitación de las terminaciones nerviosas cutáneas, activando o disminuyendo la circulación en dichas zonas, consiguiéndose de este modo el efecto terapéutico buscado.

No todas las partes del cuerpo, tienen la misma sensibilidad al calor, por ejemplo las palmas de las manos, no son especialmente sensibles a él. La temperatura de un baño caliente, se nota más al principio que cuando el paciente lleva un rato sumergido, porque el propio cuerpo se ha adaptado.

1.- OBJETIVOS Y EFECTOS DE LA APLICACIÓN DE CALOR.

El objetivo de la aplicación de calor, es aumentar la temperatura del cuerpo o de una zona determinada y se llama Hipertermia.

El empleo del calor se remonta a tiempos primitivos. En la actualidad, se realiza mediante modernos aparatos y técnicas. El cuerpo responde a la acción del calor seco o húmedo produciendo una vasodilatación de los vasos sanguíneos, facilitando la permeabilidad de los capilares, con lo que se produce un mejor intercambio de oxígeno y nutrientes entre los tejidos y el sistema circulatorio, así como una eliminación más rápida de los productos de desecho que pueden causar molestias en determinadas zonas.

No obstante, aunque el calor alivia muchas sintomatologías, no se puede aplicar en todos los casos, ya que por ejemplo ante la presencia de un apéndice inflamado, se podría provocar la rotura del mismo; en cambio sobre una herida infectada con pus, no sólo no aumenta la supuración sino que acelera la cicatrización, por el efecto que ya hemos indicado de eliminación de sustancias tóxicas a la corriente sanguínea.

APLICACIONES DEL CALOR PARA USO TERAPÉUTICO

- Produce vasodilatación y aumento de la circulación.

- Ablanda exudados.

- Aumenta el drenaje del pus, en las heridas.

- Relaja los tejidos.

- Aumenta la temperatura.

- Acelera el metabolismo.

- Relaja el espasmo muscular.

2. - TERAPIA LOCAL CON CALOR

Las aplicaciones de calor local, tienen que hacerse durante breves espacios de tiempo de 10 a 20 minutos, ya que una aplicación de más de una hora, conduce a la tumefacción del tejido sobre el que se aplica, y realiza un efecto contrario, al esperado. Es preferible repetir la aplicación, si ha producido alivio de los síntomas, a las dos horas que mantenerla continuadamente.

Las aplicaciones de calor pueden ser por conducción y por radiación.

2.1 Aplicaciones del calor por conducción

Cuando se realiza el paso del calor de un objeto a otro, mediante contacto físico directo.

Puede realizarse a través de distintas técnicas.

A.   Bolsa de agua caliente:

• Su aplicación, proporciona calor seco a una región determinada.

• El material usado es, una bolsa de agua caliente, con funda y un termómetro de baño, para comprobar la temperatura del agua, que debe oscilar entre 46 y 51° C (no debe sobrepasar nunca los 60°C).

• Llenar la mitad de la bolsa con agua caliente o tres cuartas partes, inclinar y vaciar el aire, atornillando bien el tapón, envolverla con la toalla y colocarla sobre la zona. Mejor colocarla sobre el paciente (en los niños y enfermos inconscientes), ponerla entre las mantas.

• Anote la hora, el tiempo y la región en la que la aplicó.

• Al acabar, vaciar la bolsa, escurrirla, limpiar con agua y jabón; éter para las manchas, hinchar ligeramente y colgarla con el fondo hacia arriba.

B.   Manta térmica:

• Su aplicación proporciona calor seco a una región determinada.

• El material usado es, un sistema compuesto por una manta o esterilla y una bomba que produce flujo de agua fría o caliente, a través de unos tubos de látex, introducidos entre las dos caras de la manta. Si se utiliza agua caliente produce aumento de la temperatura y si se utiliza agua fría disminución de la misma.

• Puede colocarse tanto por encima como por debajo del paciente, separado por una sábana.

C.   Manta eléctrica o almohadilla:

• Se trata de una manta o almohadilla con resistencia eléctrica en su interior que va enchufada a la corriente.

• Asegurar el buen estado de las conexiones, y colocar una cubierta impermeable, para que pueda limpiarse con facilidad después de usarla.

• Evitar que se moje, por los problemas de cortocircuitos que podría producir.

• Poner la temperatura que se indique y anotarla junto con el tiempo transcurrido.

D.   Baños terapéuticos:

- Por inmersión del cuerpo o parte de él en una bañera con agua caliente, o con la aplicación de sustancias emolientes.

- Pueden ser de asiento (inmersión de la cresta ilíaca y parte media de muslo en un baño de 37 a 46°, unos 10 a 20 minutos), general y con sustancias emolientes.

- Si el tratamiento se administra en cama, protéjala con una sábana cubierta por un plástico.

- Si se aplica sobre una herida y ésta tiene que permanecer estéril, el recipiente y la solución deberán estarlo.

- Anote la hora del tratamiento, tipo de solución, aspecto de la herida y tolerancia del paciente.

E. Compresas:

- Suelen ser apósitos (gasas) o paños húmedos calientes y estériles que pueden producir alivio del dolor, de la congestión, de espasmos musculares y también de los gases.

- La compresa se moja en agua caliente o en la solución que se indique, posteriormente hay que escurrirla bien y aplicarla sobre la zona a tratar. Deben cambiarse con frecuencia ya que se enfrían con facilidad Si tienen que aplicarse sobre heridas, ojos, etc. se usarán pinzas y guantes estériles.

• Antes de su aplicación se debe lubricar la región sobre la que se va a actuar con vaselina líquida para evitar las quemaduras.

• Ha de vigilarse el reblandecimiento de la piel con posible formación de grietas, por lo que estas aplicaciones no deben ser demasiado prolongadas.

2.1 Aplicaciones del calor por radiación

Se trata de la aplicación de calor a través del aire y desde la superficie de un objeto a otro, pero sin que haya contacto físico.

A.   Radiaciones infrarrojas:

Consiste en focos luminosos que aportan gran cantidad de calor, suelen ser rayos infrarrojos.

• Precauciones: Para aplicar estas lámparas se dejará al descubierto únicamente la zona afectada.

• Entre el cuerpo y la lámpara debe haber un mínimo de 60 cm. de distancia.

• El tiempo de exposición será prescrito por el médico, aproximadamente 10-20 min.

• Indicar al paciente que no debe mirar la lámpara durante largo tiempo, provocaría opcificación del cristalino (cataratas).

B.   Onda corta:

Aparatos que emiten ondas electromagnéticas de alta frecuencia y que se transforman en calor al penetrar en el organismo.

• Puede aplicarse a huesos y articulaciones, por lo que se utiliza preferentemente en procesos del aparato locomotor.

• Está contraindicada en paciente con implantes quirúrgicos, en huesos o articulaciones, que lleven marcapasos, o con infecciones.

C.   Ultrasonidos:

• Aplicados con un aparato, que emite sonidos a una frecuencia superior al nivel audible, mediante vibraciones mecánicas.

• La absorción de la energía que genera, se transforma en calor.

• Tiene unos efectos similares a la onda corta, así como efectos analgésicos y relajantes.

3. - OBJETIVOS Y EFECTOS DE LA APLICACIÓN DE FRÍO

El objetivo de la aplicación local de frío, es producir una disminución de la pérdida calórica a través de la piel, disminuyendo la velocidad de circulación de la sangre, ejerciendo una acción analgésica por bloqueo de los receptores dolorosos de la piel, disminuyendo el edema y el espasmo muscular y produciendo una vasoconstricción de los vasos superficiales.

En intervenciones quirúrgicas, en las que se produzcan hemorragias, es muy indicado, ya que contrae las arterias periféricas, aumenta la viscosidad de la sangre y deprime la acción del corazón. Después de una amigdalectomía, es muy frecuente el uso de hielo local, para detener la hemorragia. También es aplicable en intervenciones quirúrgicas de cirugía vascular o neurocirugía (para disminuir el edema cerebral).

El dolor, puede aliviarse con la aplicación de frío. En muchos casos, antes de proceder a la amputación de un miembro, hay que proceder a enfriarlo, de este modo disminuirá la hemorragia y producirá menos dolor.

No obstante, hay que hacer constar que el frío prolongado, debido a la vasconstricción que produce, dificulta el suministro de oxígeno y sustancias nutritivas, produciendo necrosis y muerte (congelaciones en alta montaña).

APLICACIONES DEL FRÍO PARA USO TERAPÉUTICO
1. Inflamación aguda o crónica 2. Enfermedades articulares inflamatorias agudas o crónicas.

.	Aumento de volumen de una estructura anatómica por causa traumática o postquirúrgica.
4.	Brotes de artrosis.
5.	Enfermedades degenerativas o inflamatorias de la columna.

3.1 Terapia local por frío.

El uso del frío se conoce por Crioterapia, que puede ser utilizada mediante hielo, compresas frías, compresas con alcohol y con chorro de aire frío (Crioaeroterapia), el efecto que se quiere conseguir es la Hipotermia.

A. Hielo:

• Mediante bolsas de hielo (temperatura 0°), durante una hora, aplicables a una zona determinada.

• Se utiliza para cefaleas, detener una hemorragia, disminuir la hinchazón o la temperatura corporal y aliviar el dolor.

• Se aplica mediante una bolsa en la que se han introducido trozos de hielo sin llenarla, y sacando el aire para que se adapte mejor, comprobándola con frecuencia, para observar si se ha derretido. Colocar un plástico alrededor y vigilar que no se produzca un frío extremo.

• Es aconsejable llenar la bolsa de agua con alguna sustancia que disminuya la temperatura de congelación, como alcohol, jabón, "coca cola"…, pues no se formarán trozos de hielo sino escarcha, ello facilita la aplicación sobre una zona determinada, mejor que los cubitos.

• Después de la aplicación proceder como en el caso de la bolsa de agua caliente, no olvidando anotar la zona donde se aplicó, el tiempo y la reacción.

B. Compresas frías:

• Se procederá como en el caso ya descrito de las compresas calientes, que se enfriarán sobre hielo picado, exprimiéndolas a continuación. Si es necesario, recordar realizarlo en condiciones de esterilización.

• Para la reducción de la fiebre en los niños, se utilizarán compresas tibias o se les introducirá en la bañera con agua también tibia durante media hora. Recuerde que al retirarlo del agua hay que secarlo totalmente, friccionando el cuerpo y cambiando la ropa tanto de la cama, como la que él lleve encima, echando el resto de material al cesto de la ropa sucia.

C. Compresas con alcohol:

• Se utilizan sobre todo en casa, ya que en los hospitales se utilizan colchones térmicos, para la reducción de temperaturas elevadas.

- Para utilizarlas, se mezclará el alcohol con agua fría o tibia, y se friccionará al paciente usando el paño de lavarse, como si se realizará un baño en la cama.

- La sábana usada se dejará en el cesto de la ropa sucia, y se controlará la temperatura, pulso y respiración del paciente, 30 minutos después del tratamiento.

- Anote todos los datos recogidos en gráfica.

3.2 Peligros a evitar

- Que se hiele la piel, comenzando por una coloración roja violácea o grisácea y terminando por una escara más o menos extendida, muy difícilmente cicatrizable y que necesita a veces de grapas epidérmicas.

- La infección, puede propagarse de un enfermo a otro, de ahí la necesidad de la bolsa individual.

TEMA XXXIV

MANIPULACIÓN DE DRENAJES Y SONDAS

RECOGIDA DE MUESTRAS

INTRODUCCIÓN.

Se denomina drenaje, al procedimiento técnico que permite y facilita la salida al exterior del organismo, de secreciones (pus, exudados, etc.), líquidos orgánicos (orina, sangre, bilis, etc.) e incluso aire (drenaje torácico). Es utilizado por casi todas las especialidades médicas y quirúrgicas.

1. - OBJETIVO

• Evitar él acumulo de líquidos gases en cualquier parte del organismo (cavidades, tejidos blandos etc.)

- Reducir el riesgo de infecciones.

- Evacuar sangre y exudados.

- Facilitar el control de líquidos y de gases, así como de sus características.

- Facilitar la cicatrización de las heridas.

2. - TIPOS DE DRENAJES

Pueden clasificarse mediante distintos criterios:

1. El mecanismo utilizado para el drenaje.

2. El circuito de drenaje.

2.1 Mecanismos utilizados

- Drenajes simples:

Drenan los exudados por capilaridad. Los líquidos pasan del lugar donde se han acumulado al exterior, ayudados por la fuerza de la gravedad, por medio de la capilaridad. Es conveniente que exista un desnivel entre la herida y el recolector (bolsa, frasco, etc.).

Los más utilizados son:

A. Penrose:

Consistente en un tubo de caucho o de látex de una sola luz y de distintos diámetros. Se coloca al final de las intervenciones quirúrgicas a través de una pequeña incisión a distancia de la herida y fijado a la piel con un punto de seda. Existe una variante que es el de cigarrillo, en el que para ayudar a absorber los líquidos se colocan gasas en su interior.

Se utiliza para control de hemorragias postoperatorias, para drenar exudados de cavidades (peritonitis, abscesos pancreáticos o hepáticos etc.).

De Kher:

Consistente en un tubo de silicona en forma de T. Los extremos cortos se colocan en el colédoco y conducto hepático y el largo, hacia el exterior de la pared abdominal, teniendo en su extremo una bolsa cerrada y estéril que se situa a un nivel más bajo que el paciente.

Se utiliza en colecistectomías, para asegurar el paso de la bilis al colédoco y disminuir presión en su interior, asegurando la salida de las secreciones al duodeno o al exterior.

B. De tejadillo:

Consistente en una lámina de plástico flexible y con irregularidades en su superficie que se utiliza en el tratamiento de heridas contaminadas, para que no cierren con la infección en su interior y lo hagan por segunda intención, cuando ésta ya se haya resuelto.

• Drenajes por aspiración:

Drenan los exudados por aspiración, mediante un sistema de vacío que mantiene una presión negativa continua.

El más característico es:

A. Redón:

Consistente en un tubo de material plástico, flexible y con unos agujeros o hendiduras en el extremo que se coloca en el lugar que se quiere drenar. El otro extremo se adapta herméticamente a un recipiente estéril y con vacío (la presión en su interior es menor a la atmosférica) para producir una aspiración continua.

Se utiliza en cirugía para evacuar hematomas.

Existe una variedad que son los drenajes conectados a un sistema de vacío central y eléctrico que permite graduar la presión negativa. Se utilizan en drenajes torácicos.

2.2 Según el circuito de drenaje:

• Drenajes cerrados:

El tubo proximal se aboca a un recipiente estéril, con o sin vacío u aspiración. Siempre se mantiene estéril.

• Drenajes abiertos:

Los que el drenaje se aboca a la misma piel, sobre gasas o compresas. Sólo se utiliza en el drenaje de heridas contaminadas.

3. - CUIDADOS ESPECÍFICOS DE LOS DRENAJES

El auxiliar debe realizar los siguientes cuidados específicos, durante la manipulación de los drenajes.

• Mientras el drenaje esté colocado:

1. Comprobar la permeabilidad.

2. Control del punto de anclaje, para que no pueda arrancarse.

3. Realizar la cura del anclaje, independientemente de la cura de la herida quirúrgica, con técnica aséptica y cambio del apósito.

4. No elevar el sistema colector por encima de la herida, para evitar reflujos.

5. Control de los productos resultantes del drenaje: color, cantidad, aspecto, etc., cualquier cambio hay que comunicarlo al médico o a la enfermera.

6. Cambio del aparato colector según prescripción médica, comprobando el sistema de aspiración y de vacío, periódicamente.

• Al retirar el drenaje:

1. Los drenajes simples, no se retiran de una vez, sino que se va extrayendo unos 2 o 3 cm., al día, con lo que se consigue que se vaya cerrando el espacio que ocupaba y no fistulice.

2. Los de Kher, se retiran después de comprobar que las vías biliares tengan un buen funcionamiento.

3.   Los de Redón en cambio se retiran de una sola vez, sin desconectar la aspiración, para que los líquidos no retrocedan.

4.   La manipulación ha de ser estéril.

4. - SONDAS

El sondaje se define, como la introducción de una sonda a través de la uretra hasta la vejiga, con el fin de diagnosticar la presencia de una infección, de aliviar una sintomatología o curar. Realizarlo corresponde siempre al personal de enfermería.

Hay varios tipos de sonda que detallamos, sólo para conocimiento del auxiliar:

• Por su forma (rectas, acodadas).

• Por la forma de la punta (roma, flauta o bisel, de bola, de pico de loro).

• Por la localización del orificio (lateral, central).

• Por el número de vías.

a)   Una vía: se utiliza para extracción orina.

b)   Dos vías: una de ellas para extraer orina y la otra para insuflar el globo de sujeción, como puede ser la de Foley.

c)   Tres vías: una para extraer orina, otra para insuflar el globo de sujeción y la tercera para efectuar lavados vesicales).

- Por su flexibilidad (rígidas, semirrígidas y blandas).

- Por la duración (temporal o permanente).

- Por el lugar de aplicación (urinaria, nasogástrica, rectal, catéter nasal y cánula de traqueotomía.

5. - RECOGIDA DE MUESTRAS

En algunas ocasiones, es necesario la extracción de muestras de un exudado procedente del drenaje o de algún producto de eliminación del paciente (heces, orina, esputos, vómitos) para proceder a su análisis y elaborar el diagnóstico de la enfermedad.

El auxiliar de enfermería debe recoger estos productos en recipientes adecuados para su posterior estudio. Esta acción la puede realizar de una forma estéril si se trata de un drenaje cerrado, o solamente con cuidado de no contaminar más la muestra (usando, guantes, material estéril, etc.), en los casos de drenajes abiertos.

En cada centro, la identificación de una muestra recogida de un paciente requiere el seguimiento de un protocolo, en el que constará:

Nombre, apellidos, edad, número de historia, número de cama u otra identificación del paciente.

Fecha y hora de la toma, tipo de muestra y procedimiento de obtención.

Dr/ra. solicitante.

Datos clínicos que justifiquen la solicitud.

Tratamiento antibiótico previo (en el caso de cultivos bacterianos).

5.1 Recogida de muestras de drenajes cerrados

Lavado de manos.

Guantes y material estéril.

Desinfectar el orificio de autosellado que presentan algunos sistemas, con povidona yodada.

Pinchar en él, la aguja provista de jeringa, procediendo a la extracción. Si no hubiese el citado orificio se tomará directamente del frasco.

Etiquetado del frasco.

Envío al laboratorio.

5.2 Recogida de muestras de drenajes abiertos

Lavado de manos, colocarse los guantes.

Preparación de material estéril.

Recoger la muestra del exudado, con hisopo estéril (que facilitará el propio laboratorio y consta de un palito con una torunda en la punta, en la mayoría de casos) y procurando no tocar los bordes de la herida, ni las gasas que la cubran.

Etiquetado y envío al laboratorio.

5.3 Recogida de esputos

Preparar el material, pañuelos desechables.

Lavarse las manos, colocarse los guantes.

Explicar al paciente lo que se le va a hacer, limpiarle la boca, para evitar la contaminación por gérmenes de la boca.

Abrir el frasco estéril, pegado a la boca del paciente, indicarle que respire profundamente dos o tres veces seguidas y que intente toser para liberar el esputo.

Cerrar, rotular el frasco y enviarlo al laboratorio.

5.4 Recogida de orina

Puede ser de una sola micción, por la mañana en ayunas (está mas concentrada), recogida estéril, en tiempos determinados (generalmente 24 horas).

Preparar el material necesario. Recipiente estéril, guantes, material de higiene genital.

Para la primera micción se hará orinar un poco al paciente y se recogerá la segunda parte del chorro inicial, en el frasco ya preparado.

Para la recogida estéril, se usará un sondaje vesical.

Para la recogida de orina de 24 horas, se pedirá al paciente que orine a una hora determinada y desheche esta micción, a partir de este momento y hasta el día siguiente a la misma hora, se irán recogiendo toda la orina que el paciente genere.

Para la recogida de orina en niños, la realizará el personal de enfermería o un familiar mediante bolsas desechables de recogida, secando antes toda la superficie próxima al meato uretral. La parte adhesiva de la bolsa se fija al periné, evitando arrugas. Después de evacuar, se retira la bolsa y se drena a un frasco de recogida o se envía directamente al laboratorio. Si es preciso recoger la muestra estéril se efectúa una punción suprapúbica.

5.5 Recogida de vómito

• Preparar el material: guantes, toallas, pañuelos desechables, recipiente estéril.

• Si el enfermo puede colaborar, explicarle lo que se le va a hacer, ponerse los guantes y recoger la mayor cantidad del vómito expedido, para poder valorar mejor sus características.

• Si el enfermo no puede colaborar, ponerlo en posición de decúbito lateral, para evitar que pueda ahogarse en su propio vómito.

- Lavar y limpiar al paciente, y enjuagar la boca si se le permite, para eliminar los residuos del vómito.

- Lavarse las manos, y comunicar las observaciones a la enfermera.

5.6 Recogida de heces

Preparar el material necesario, guantes, papel higiénico, toallas, cuñas, el recipiente para recogida de muestras y una espátula de madera.

Explicar al paciente lo que se le va a hacer.

Ponerse los guantes y colocar la cuña para que defeque. No debe orinar.

Cuando haya terminado, recoger de la cuña, la muestra más sospechosa y depositarla en el frasco.

Limpiar al paciente, acomodarlo y retirar el material utilizado.

Lavarse las manos y comunicar las observaciones a la enfermera.

Cuando se sospecha una helmintosis, puede ser preciso recoger una muestra, mediante cinta adhesiva, del esfínter anal para determinar la existencia de huevos.

5.7 Hemocultivo

1. El personal de enfermería es el encargado de la recogida de este tipo de muestra.

2. Se realiza mediante técnica estéril, incluida la utilización de gorro y mascarilla.

3. Generalmente se toman varias muestras (normalmente dos) por paciente separados por intervalos de 15 minutos, y antes de iniciar el tratamiento antibiótico.

4. Identificar los frascos, retirando el tapón de plástico de los mismos y desinfectando el tapón de goma con una gasa estéril con alcohol o betadine y con otra la zona de punción.

5. Obtener 6-10 cc. de sangre, por extracción, en adultos y 2 cc. en niños.

6. Introducir la sangre en los tubos a través del tapón de goma, evitando que entre aire, agitarlos y remitirlos al laboratorio.

7. La sangre se introduce primero en el tubo de cultivo anaerobio, para evitar la entrada de aire en el interior.

5.8 Biopsia

Una vez obtenida la muestra por cirugía, se introduce en un recipiente estéril con tapón de rosca, que contiene generalmente formol. Se envía al laboratorio, siguiendo el protocolo que hemos apuntado anteriormente.

TEMA XXXV

PROCEDIMIENTOS DE RECOGIDA Y TRANSPORTE DE MUESTRAS BIOLÓGICAS. GESTIÓN DE RESIDUOS SANITARIOS.

1. - OBTENCIÓN DE MUESTRAS

1.1   Medidas generales para la obtención de muestras

Se describen a continuación los puntos básicos para la obtención de cualquier tipo de muestra:

1.   Verificar el orden. Asegurarse de haber entendido cuál es la prueba que se pide, por qué se ordenó y cuál es su participación en la obtención de las muestras solicitadas.

2.   Repásese el procedimiento. Si la prueba ordenada es de rutina, este paso tal vez no sea necesario. Sin embargo, si la prueba o el procedimiento para obtener la muestra no resulta familiar, debe buscarse la información necesaria. Para ello, los hospitales tienen una guía para pruebas específicas de laboratorio para que las utilice el personal como referencia rápida.

3. Obténgase el equipo. Puede necesitarse equipo para obtener la muestra (estuche para cateterismo, bandeja para punción lumbar, etc.), uno o varios recipientes para la muestra (tubo de ensayo estéril, jarra, papel absorbente) y equipo para observar la respuesta del paciente (equipo de presión arterial).

4. Prepárese al paciente psicológicamente. Explíquese lo que va a suceder exactamente, a tal grado que pueda animársele a cooperar. Permítale expresar sus sentimientos y que haga preguntas.

5. Prepárese al paciente físicamente. Según el procedimiento que se vaya a efectuar, proporcionándole intimidad, ajustando la intensidad de la luz y ayudando a acomodarse y cubrirse.

6. Lávese las manos.

7. Efectúese el procedimiento o colabore en su ejecución. Asegúrese que es suficiente la cantidad de muestra, el recipiente adecuado, el momento oportuno y, por supuesto, el paciente indicado. Asegúrese de no derramar material de la muestra fuera del recipiente.

8. Evalúense los resultados. Esto significa esencialmente que para efectuar la prueba se ha de verificar la muestra y la cantidad de la misma, y atender a la respuesta del paciente, tanto física como psicológicamente, valorando si se trata de la adecuada.

9. Cuidado del equipo y de la muestra. El cuidado del equipo depende del tipo utilizado, así como de las normas del hospital. Se debe determinar si la conservación es a temperatura

ambiente o refrigerada, si se ha de llevar de inmediato al laboratorio o si se ha de manejar de manera especial.

10. El etiquetado debe ser completo y preciso. Se ha de incluir la siguiente información:

a) Nombre del paciente.

b) Número de identificación y de cuarto.

c) Nombre del médico.

d) Formato donde se indica la prueba a realizar además de otros datos.

11. Lávese de nuevo las manos.

12. Registro de la información. En el expediente clínico debe registrarse día y hora, el procedimiento en sí, y la respuesta emocional y psicológica del paciente. También debe incluirse cualquier medicamento o solución utilizada en la realización de la prueba.

1.2. Papel de enfermería en cada tipo de pruebas y manejo de la muestra

- Orina.

A.   Mediante micción.

Para la obtención de la muestra:

1.   Limpiar perfectamente la vulva o el pene con jabón y agua.

2.   Mantener los labios de la vulva separados durante la micción para evitar la contaminación de la orina.

3.   La parte inicial de la micción se desecha en el urinario; la siguiente se depositará en un recipiente estéril (existen estuches desechables).

4.   No permita que el recipiente toque el cuerpo.

B.   Con sonda.

Para eliminar la orina de las sondas a permanencia:

1.   Obténgase una jeringa de 5 cc estéril, con aguja y una torunda con alcohol.

2.   Limpie perfectamente la entrada de la sonda con la torunda. Si no tiene entrada directa, limpie la porción de la sonda entre el globo y el extremo de la inserción.

3.   Introducir la aguja en la porción preparada de la sonda e interrumpir la orina. Si no hay orina en la sonda, se pinzará unos 15-30 minutos antes de proceder a la obtención de la muestra.

4.   Retirar la jeringa de la sonda.

5.   Deposite la orina de la jeringa en un recipiente estéril apropiado.

6.   Por último se dispondrá el equipo en lugar seguro.

Si la prueba es para una determinación sistemática debe ser tomada limpia. Si es para un cultivo o una prueba de sensibilidad deberá ser estéril. Si la muestra no se envía de inmediato al laboratorio debe de refrigerarse, excepto en casos especiales.

• Sangre.

Dependiendo de la situación, se puede preparar al paciente y ayudar al enfermero para la realización de la prueba. El procedimiento de realización es estéril. Para análisis químico o de suero, o si el examen a realizar no va a ser de inmediato, se habrá de refrigerar la muestra. Si la muestra es para un cultivo habrá que incubarla.

• Heces.

Por lo general son adecuadas las pequeñas cantidades. Si las pruebas son para ovocitos,parásitos o amebas, envíese de inmediato al laboratorio (mientras está a temperatura ambiente).

- Esputo.

Será necesario muchas veces ayudar a toser mediante ejercicios respiratorios. Para una citología la prueba debe ser limpia. Para cultivo y sensibilidad, estéril. La mejor hora para la recogida de la muestra es en la mañana y se podrá dejar a temperatura ambiente hasta su examen.

2. - GESTIÓN DE LOS RESIDUOS SANITARIOS

Como consecuencia de la gestión inadecuada de los residuos que durante mucho tiempo se ha estado llevando a cabo, hoy en día existe gran preocupación por la degradación del medioambiente. Esta preocupación se traduce en un interés por los problemas de salud derivados de los factores ambientales.

A partir de la declaración de Alma-Ata (1978) se llegan a abordar los problemas de salud desde una perspectiva comunitaria, y se consolida el concepto de "salud para todos en el año 2000" adoptado por la OMS en la 30ª Asamblea Mundial de la Salud.

Dentro de los objetivos en materia de salud propuestos por la OMS se encuentran 8 objetivos referidos a la creación de ambientes saludables y, dentro de estos, el Objetivo nº 23, que hace referencia explícita a la "protección contra los residuos" y que nos dice: "Antes de 1995 todos los estados miembros suprimirán los riesgos fundamentales para la salud, relacionado con la eliminación de los residuos peligrosos".

Más tarde, en la Conferencia Internacional para la promoción de la salud (Otawa, 1986), destacó la necesidad de crear ambientes favorables, mediante una atención prioritaria a la protección del entorno y a la conservación de los recursos naturales. Con todo ello, se manifestaba una aspiración a garantizar la protección del medio y, por tanto, la salud individual y de la población.

Los residuos en general, incluyendo los que se crean tras una atención enfermera, han ido aumentando considerablemente. Se estima que los residuos que generan los hospitales españoles están entre 2-5 Kg por cama y día. Este aumento se debe en gran medida a la masiva utilización de materiales desechables.

El riesgo potencial para la salud derivado de una mala gestión de los residuos, así como una insuficiente legislación, ha manifestado la necesidad de establecer una normativa que permita gestionar los residuos generados, adaptándose a las disposiciones comunitarias.

Respecto a los residuos generados por consultas privadas, la mayor parte pueden ser considerados como asimilables a los urbanos, y esto no representan riesgo especial para la salud. No obstante, existirán prácticas médicas privadas que si generarán residuos considerados de riesgo, por lo que tendrán que acogerse a la normativa vigente.

3. - CLASIFICACIÓN DE LOS RESIDUOS SANITARIOS

3.1 Grupo I

Son aquellos que no presentan un riesgo ni actual ni potencial para la salud, pudiendo ser asimilables a los urbanos no específicos. Se incluyen todos los residuos generados en las actividades de comedores, jardinería, material de oficina y aquellos desechos procedentes de pacientes no infecciosos.

3.2 Grupo II

Residuos sanitarios no específicos que necesitan un control en el propio centro donde se hayan generado. Se trata de materiales de curas, vendas, yesos, material desechable de un solo uso y ropas de pacientes no infecciosos. La manipulación de estos residuos representa un riesgo sólo en el interior de los centros.

3.3. Grupo III

Son aquellos residuos sanitarios específicos o de riesgo, y que van a presentar un riesgo para la salud laboral y pública. Se adoptan unas medidas de prevención en su manipulación, recogida, almacenamiento, transporte, tratamiento y eliminación posterior. Se incluyen los siguientes residuos:

• Sangre y hemoderivados en forma líquida.

• Agujas, bisturíes y todo el material cortante.

• Vacunas vivas o atenuadas.

• Residuos infecciosos que proceden de pacientes con enfermedades de declaración obligatoria.

3.4. Grupo IV

Precisan de un tratamiento especial higiénico y medioambientalmente en su manipulación, recogida, almacenamiento y transporte, ya sea en el centro donde se generan o fuera del mismo, a la vez que se recogen en una normativa específica para su tratamiento y eliminación. Se incluyen aquí:

- Residuos citostáticos.

- Residuos anatómicos.

- Medicamentos caducados.

- Aceites minerales y sintéticos.

- Residuos con contenidos en metales.

- Residuos radiactivos.

4. TRANSPORTE

Para llevar a cabo el transporte de los residuos generados es necesaria una correcta clasificación tras su recogida.

En los casos de los grupos II y III, éstos serán recogidos en bolsas de plásticos con unas características especiales:

- Capacidad inferior a 100 litros.

- De una galga o calibre de 300 para el Grupo II.

- De un calibre mayor de 400 para el grupo III o bien 2 bolsas de 300.

Además las bolsas o recipientes deben estar homologados para sus diferentes usos cumpliendo los siguientes requisitos:

- Hermetismo total.

- En recipientes opacos.

- Fabricados con materiales resistentes, rígidos e impermeables.

- Cerradura y de difícil apertura de forma accidental.

- Asepsia total en el exterior.

- Con un volumen que no sobrepase los 70 litros.

Es preciso la identificación del contenedor o recipiente de acuerdo con el tipo de residuo que contenga. Para los del grupo III se rotulará con la expresión "RESIDUOS DE RIESGO" y para los del grupo IV "MATERIAL CONTAMINADO QUÍMICAMENTE" indicando también el tipo de residuo que contiene de forma específica.

Con los residuos de los grupos I y II no es necesaria la rotulación exterior del recipiente.

Los residuos procedentes de las diferentes zonas y unidades se trasladarán a un almacén habilitado para el depósito de forma temporal de los mismos (no más de 1 semana).

5. ELIMINACIÓN Y TRATAMIENTO DE LOS RESIDUOS

Los residuos que pertenezcan a los grupos I y II serán tratados y eliminados como residuos urbanos en vertederos controlados.

Los del grupo III se podrán tratar mediante 2 procedimientos diferentes.

• Mediante la incineración en las instalaciones que cumplan los siguientes requisitos:

1. Temperatura de combustión de 900-1100 °C

2. Alimentación automática o semiautomática.

3.   Funcionamiento continuado.

4.   Sistema de purificación de los gases de combustión.

5.   Recuperación del calor.

•   Mediante la esterilización por vapor caliente a presión, en el autoclave, lo que permite su eliminación posterior como residuo urbano.

La eliminación de los residuos del grupo IV se acoge a normativas específicas según el tipo de residuo. Por ejemplo, los citostáticos se incinerarán hasta garantizar su total destrucción.

TEST GENERAL

1.- Son drogas estimulantes del SNC:

A - • Marihuana y LSD.

B - • Ansiolíticos, alcohol y opiáceos.

C - • Cocaína, cafeína y nicotina.

D - • Todas son estimulantes del SNC.

2.- Al uso excesivo de sustancias que producen consecuencias negativas, tanto físicas como psicológicamente, se le conoce como:

A - • Dependencia.

B - • Abuso.

C - • Uso.

D - • Hábito.

3.- Llamamos tolerancia a:

A - • El conjunto de síntomas y signos que aparecen en una persona dependiente de una sustancia cuando cesa o disminuye el consumo de esta.

B - •   El estado de adaptación caracterizado por la disminución de la respuesta a la misma cantidad de droga o la necesidad de aumentar la dosis de la misma para obtener el mismo efecto.

C - •   El estado transitorio consecutivo a la ingestión de sustancias psicotropas que produce alteraciones del nivel de consciencia, cognición, percepción…

D - •   Ninguna es correcta.

4.- Cual de los siguientes procesos está asociado al alcoholismo:

A - •   Delirium tremens.

B - •   Alucinaciones alcohólicas, amnesias parciales.

C - •   Trastornos del sueño, irritación, ansiedad.

D - •   Todos están asociados al alcoholismo.

5.- De los siguientes síntomas cual No es propio del síndrome de abstinencia de la nicotina:

A - •   Irritación, frustración, ira, ansiedad.

B - • Delirium tremens.

C - • Dificultad de concentración, disminución del ritmo cardiaco, aumento del apetito.

D - • Inquietud y necesidad de cigarrillos.

6.- Son opiáceos:

A - • Nicotina y cannabis.

B - • Heroína y morfina.

C - • Metadona y codeína.

D - • B y C son correctas.

7.- La heroína puede administrarse por:

A - • Vía intravenosa.

B - • Fumada y esnifada.

C - • Vía oral.

D - • A y B son correctas.

8.- *La euforia, estado de alerta, grandiosidad y agitación psicomotriz son propios del consumo de:*

A - • Cocaína.

B - • Heroína.

C - • Nicotina.

D - • Cannabis.

9.- *Respecto a los alucinógenos, es cierto:*

A - • Provocan un estado de agitación motriz, euforia y sensación de grandiosidad.

B - • Producen adormecimiento y relajación muscular.

C - • Producen cambios en la percepción, el pensamiento y el estado de ánimo.

D - • Ninguna es cierta.

10.- *La tuberculosis, hepatitis y SIDA se asocian al consumo de:*

A - • Cocaína.

B - • Heroína.

C - • Cannabis.

D - • Alucinógenos como el LSD.

11.- Características del paciente geriátrico:

A - • Edad (65 años) y pluripatologias, problemas sociales.

B - • Tendencia a la incapacidad, incontinencia de esfínteres.

C - • Mecanismo de termorregulación alterado, percepción alterada del dolor.

D - • Todas son ciertas.

12.- La restricción cualitativa o cuantitativa de la capacidad para ejercer una actividad considerada normal se llama:

A - • Discapacidad.

B - • Incapacidad.

C - • Trastorno cognitivo.

D - • Trastorno de la propiocepción.

13.- La debilidad general en el anciano puede deberse a la edad avanzada y a:

A - •   Anemia.

B - •   Disminución de la agudeza sensorial.

C - •   Trastornos del sueño.

D - •   Prurito senil.

14.- Cual de los siguientes trastornos NO produce disnea:

A - • Dispepsia.

B - • Trastornos respiratorios y circulatorios.

C - • La propia edad avanzada.

D - • Trastornos   hematológicos   y   debilidad muscular.

15.- En caso de muerte brusca, violenta o bajo sospecha de muerte no natural, la autopsia es:

A - • Anatomo-patológica.

B - • Patológico-judicial.

C - • Médico legal.

D - • Es indiferente.

16.- Al estado de rigidez del cuerpo y extremidades manifestado tras la muerte se le conoce como:

A - • Rigidez cadavérica.

B - • Hipotonia cadavérica.

C - • "Rigor mortis".

D - • A y B son correctas.

17.- El embalsamamiento es:

A - • Una técnica destinada al aseo y limpieza del cadáver.

B - • Una técnica de amortajamiento.

C - • Una técnica destinada a conservación cadáver y evitar la putrefacción.

D - • El traslado del cadáver desde la habitación hasta la morgue.

18.- En el registro de enfermería hay que anotar:

A - • Temperatura, signos de muerte, día y hora del fallecimiento.

B - • Día y hora del fallecimiento y proceso de atención llevado a cabo.

C - • Día y hora del fallecimiento y añadir la documentación de la historia.

D - • No hay que hacer ningún tipo de anotación.

19.- El fallecimiento del enfermo lo certifica:

A - • El médico.

B - • El personal de enfermería.

C - • Los celadores que trasladan al fallecido hasta la morgue.

D - • Siempre el anatomo-patólogo.

20.- El edema en los miembros inferiores de los ancianos es consecuencia de:

A - • Insuficiencia venosa.

B - • Hipotonia muscular y la falta de movilidad.

C - • Poliuria y nicturia.

D - • A y B son ciertas.

21.- Son funciones propias del auxiliar de clínica:

A - • Definir los objetivos del equipo, elaborar programas de actuación, formación e investigación.

B - • Distribución de los pacientes, recepción de volantes, limpieza del material, instrumental...

C - • Preparación de apósitos, lencería, vendas y recogida de volantes.

D - • B y C son funciones propias del auxiliar de clínica.

22.- Al conjunto de elementos relacionados con coherencia y unidad de propósito, que nos permiten la interpretación de hechos, se le conoce como:

A - • Sistema de registros.

B - • Sistema informático.

C - • Conjunto de historias clínicas y recetas.

D - • Hojas de interconsultas.

23.- En la Historia clínica del paciente, la información debe abarcar:

A - • Área médica y sanitaria.

B - • Área médica, social y preventiva.

C - • Área social, médica, preventiva y formativa.

D - • Es indiferente las áreas que incluya.

24.- La interrupción brusca, inesperada y potencialmente reversible de la respiración y de la circulación espontánea es:

A - • La parada cardiorrespiratoria

B - • La PCR

C - • La asfixia

D - • Todas son ciertas

25.- El ritmo de la compresión en el masaje cardíaco en adultos es de:

A - • 12 compresiones por minuto

B - • 20/25 compresiones por minuto

C - • 10/15 compresiones por minuto

D - • 10/12 compresiones por minuto

26.- Cuando miramos los movimientos del tórax, estamos comprobando:

A - • Si existe respiración espontánea

B - • Si hay obstrucción de la vía aérea

C - • Si existe parada circulatoria

D - • Ninguna es cierta

27.- La parada cardíaca se diagnostica por:

A - • Cuando se han realizado 10 ventilaciones

B - • Ausencia de pulso palpable en las grandes arterias

C - •   Ausencia de pulso palpable en arterias periféricas

D - •   Cuando hay ausencia de respiración espontánea

28.- *Si una persona inconsciente no respira pero no tiene pulso, debemos sospechar:*

A - •   Parada cardíaca

B - •   Parada cardiorrespiratoria

C - •   Parada respiratoria

D - •   Parada total

29.- .- *Si una persona inconsciente no respira pero tiene pulso, debemos sospechar:*

A - •   Parada cardíaca

B - •   Parada cardiorrespiratoria

C - •   Parada respiratoria

D - •   Parada total

30.- La sincronización entre compresiones y ventilación es de:

A - • 15:2

B - • 15:1

C - • 12:2

D - • 12:1

31.- Cuando haya inflamación, dolor, deformación e impotencia funcional en una extremidad, debemos sospechar:

A - • Fractura abierta

B - • Fractura cerrada

C - • Es una herida interior

D - • Una contusión

32.- La actuación en caso de fractura de una extremidad es:

A - • Primero trasladar a la persona a un lugar seguro

B - • Primero inmovilizar la extremidad fracturada

C - • Primero llamar a una ambulancia

D - • Primero alinear la extremidad forzándola y traccionándola

33.- En una herida en que se ha quedado clavado un objeto punzante:

A - • Debemos quitarlo siempre

B - • Solo si prevemos que no saldrá sangre

C - • Nunca debemos quitarlo

D - • Debemos quitarlo, e inmediatamente tapar la herida y hacer presión para prevenir la hemorragia.

34.-En una herida penetrante de tórax debemos:

A - • Mantener al herido semisentado si tiene dificultad en respirar

B - • Tapar la herida con gasas para evitar que entre aire

C - • Ninguna es cierta

D - •   A y B son correctas

35.-Cuando se produce una amputación total de la extremidad debemos guardar la extremidad amputada:

A - • Directamente con hielo en una bolsa

B - • Envolviendo la extremidad con una tela o gasa limpia, poniéndolo en una bolsa y dentro de una segunda bolsa con hielo

C - •   En agua caliente

D - •   Ninguna es cierta.

36.- Cuando una persona que está correctamente vacunada del tétanos al hacerse una herida:

A - •   Se tiene que volver a vacunar con las tres dosis

B - •   Se le pone una única dosis de recordatorio de la vacuna antitetánica

C - • Se le pone la Gamma Globulina Antitetánica

D - • No hace falta volverse a vacunar

37.-En las curas de una quemadura siempre hay que:

A - •   Lavarlas con agua y jabón

B - •   Quitar como sea la ropa incrustada en la piel

C - •   Tapar la herida solo con limpiarla

D - •   Todas son ciertas

38.-En una quemadura de origen químico:

A - •   Siempre hay que lavarla con agua.

B - •   Lo primero que hay que saber es el agente causante de la quemadura.

C - •   Siempre será una quemadura de 3er grado.

D - •   Desconectar la red eléctrica, lo primero

39.-En una fractura siempre hay:

A - •   Dolor

B - •   Dolor, inflamación, deformación e impotencia funcional

C - •   Dolor, agente causante.

D - •   Agente causante, deformación e inflamación.

40.- La deformación en una fractura se produce cuando:

A - • Es una fractura alineada

B - • Es una fractura cerrada

C - • Es una fractura con desplazamiento

D - • B y C son ciertas

41.-Cuando una persona sufre un accidente de tráfico y se queja de dolor de espalda:

A - • La sacaremos del coche y la llevaremos inmediatamente a urgencias.

B - • Solo la sacaremos del coche si presenta hormigueo en alguna parte del cuerpo

C - Nunca la moveremos y llamaremos inmediatamente a una ambulancia.

D - • No la sacaremos del coche si presenta hormigueo en alguna parte del coche

42.- En una hemorragia extensa en la extremidad izquierda inferior:

A - • Haremos un torniquete por encima de la herida

B - • Haremos un torniquete por debajo de la herida

C - • Cubriremos la herida con gasas, apretaremos la herida y elevaremos la pierna

D - • A y C son ciertas

43.- El deterioro de la capacidad de ejecución de las actividades motoras se denomina:

A - • Apraxia

B - • Afasia

C - • Agnosia

D - • Astenia

43.- El trastorno que se caracteriza por la aparición súbita de síntomas de aprensión, miedo pavoroso o terror, acompañados habitualmente de sensación de muerte inminente, es:

A - • La agorafobia

B - • La crisis de angustia

C - • Ansiedad

D - • Obsesivo-compulsivo

44.- La preocupación y el miedo de tener, o la idea de padecer, una enfermedad grave a partir de la mala interpretación de los síntomas o funciones corporales es:

A - • El trastorno de conversión

B - • La Hipocondria

C - • El trastorno dismórfico corporal

D - • El trastorno de somatización

45.- La anorexia nerviosa se caracteriza por:

A - • Episodios recurrentes de voracidad seguidos por conductas compensatorias inapropiadas

como el vómito, abuso de laxantes y diuréticos y el ejercicio excesivo

B - • Episodios recurrentes de voracidad con un miedo intenso a ganar peso

C - • El rechazo a mantener el peso corporal en los valores normales y un miedo intenso a ganar peso

D - • Episodios recurrentes de voracidad aumentando siempre de peso

46.- El trastorno narcicista se caracteriza por un patrón de:

A - • Desprecio y violación de los derechos de los demás

B - • Emotividad excesiva y demanda de atención

C - Inhibición social, sentimientos de incompetencia e hipersensibilidad a la evaluación negativa

D - • Grandiosidad, necesidad de admiración y falta de empatía

47.- El trastorno delirante se caracteriza por:

A - • Duración de un día.

B - • Se presenta simultáneamente un episodio, depresivo, maníaco y mixto.

C - • Un mes de ideas delirantes no extrañas.

D - • Una depresión durante dos meses.

48.-Señala la respuesta incorrecta sobre la agorofobia:

A - • Es un trastorno que se caracteriza por la aparición de ansiedad.

B - • Su presencia puede comportar crisis de angustia o síntomas similares.

C - • No son crisis recidivantes.

D - • Origina en el individuo, comportamientos de evitación.

49.-Señala la respuesta correcta sobre la hipocondría:

A - • Se caracteriza por síntomas físicos no explicados.

B - • Es el miedo de tener o padecer una enfermedad grave, a partir de los síntomas.

C - • Consiste en la presencia de dolor como objeto predominante de atención clínica.

D - • Es una combinación de síntomas gastrointestinales, sexuales, seudoneurológicos y dolor.

50.- Un trastorno ciclotímico se caracteriza por:

A - • Al menos dos años de períodos de síntomas hipomaníacos.

B - • La presencia de episodios depresivos mayores acompañados de episodios maníacos.

C - • La aparición de más días con estado de ánimo depresivo que sin él.

D - • La aparición de uno o más episodios depresivos mayores.

51.- ¿Qué se produce como resultado de la aplicación local de frío?:

A - • Disminución de la viscosidad de la sangre.

B - • Aumento del metabolismo basal.

C - • Aceleración del flujo sanguíneo.

D - • Disminución del metabolismo.

52.- ¿Qué efecto produce la aplicación de frío?:

A - •   Relaja la musculatura.

B - •   Aumenta la acumulación de líquido.

C - •   Vasoconstricción.

D - •   Aumenta la hemorragia.

53.- ¿Cuánto se debe llenar una bolsa de agua caliente?:

A - • Menos de la mitad.

B - • Entera.

C - • Las tres cuartas partes de la bolsa.

D - • Es igual la cantidad, lo importante es que el agua esté caliente.

54.- ¿Cómo se deben aplicar las bolsas de frío o calor?:

A - •   Directamente sobre la piel.

B - •   Cubiertas con un paño o tela y sobre la piel.

C - •   A dos centímetros de la piel.

D - •   Cubiertas con un plástico y sobre la piel.

55.- ¿ Qué tipo de radiaciones se pueden aplicar sobre el cuerpo con ación terapéutica?:

A - • Radiaciones ultravioletas e infrarrojas exclusivamente.

B - • Radiaciones ultravioletas, infrarrojas y onda corta exclusivamente.

C - • Radiaciones infrarrojas, onda corta, ultrasonidos y ultravioletas.

D - • Radiaciones ultravioleta, infrarrojas, onda corta, microondas y Rayos X.

56.- ¿Qué es la crioterapia?:

A - •   El uso del frío como terapia.

B - • El uso del calor como terapia.

C - •   El uso del calor y frío alternativamente como terapia.

D - • Ninguna de las anteriores es crioterapia.

57.- ¿Durante cuánto tiempo puede estar colocada la bolsa de hielo?:

A - • Durante 20 minutos máximo.

B - • Durante 10 minutos máximo.

C - • Durante 60 minutos.

D - • Durante 180 minutos como máximo.

58.- ¿Para qué se utiliza la aplicación local del calor?:

A - • Para aumentar la supuración.

B - • Para relajar los tejidos.

C - • Para relajar el espasmo muscular.

D - • Todas las respuestas son correctas.

59.- ¿Con qué pacientes hay que tener cuidado en la aplicación local del calor?:

A - • En los pacientes en coma.

B - • En los asmáticos.

C - • En los que presente insuficiencia cardíaca.

D - • En los que presenten cirrosis.

60.- El drenaje es:

A - • El procedimiento técnico que permite y facilita la salida al exterior del organismo de secreciones

B - • El procedimiento técnico que permite y facilita la salida al exterior del organismo de líquidos orgánicos

C - • El procedimiento técnico que permite y facilita la salida al exterior del organismo de secreciones y líquidos orgánicos

D - • El procedimiento técnico que permite y facilita la salida al exterior del organismo de secreciones, líquidos orgánicos y aire

61.- Los objetivos de los drenajes es:

A - • Aumentar los riesgos de infecciones, pero evitando el acumulo de líquidos y gases

B - • Facilitar la cicatrización de las heridas y evacuar la sangre y exudados

C - • Facilitar el control de líquidos y gases, todo y aumentar el riesgo de infección

D - • Ninguna es cierta

62.- Entre los drenajes simples, se encuentran:

A - • El de Redón

B - • El de Tejadillo y el Penrose

C - • El de Penrose, de Kher y de Tejadillo

D - • El Penrose y el Redón

63.- Entre los drenajes por aspiración, se encuentran:

A - • El de Redón

B - • El de Tejadillo y el Penrose

C - • El de Penrose, de Kher y de Tejadillo

D - • El Penrose y el Redón

64.- Mientras el drenaje esté colocado, hemos de tener mucho cuidado en:

A - • Elevar siempre el sistema colector por encima de la herida

B - • El sistema colector tiene que estar al nivel de la herida

C - • El punto de anclaje del sistema colector no se debe elevar por encima la herida

D - • No elevar el sistema colector por encima de la herida

65.- Los drenajes simples se retiran:

A - • De una sola vez, sin desconectar la aspiración

B - • Unos 2 o 3 cm. al día

C - • Después de comprobar que las vías biliares tengan buen funcionamiento

D - • De una sola vez, desconectando la aspiración

66.- Al extraer muestras de un exudado procedente de un drenaje lo realizaremos:

A - • Siempre de forma estéril

B - • Con cuidado de no contaminar la muestra

C - • De forma estéril cuando son drenajes abiertos

D - • De forma estéril cuando son drenajes cerrados

67.- Desinfectar el orificio de autosellado con povidona yodada, es propio de la recogida de muestras de:

A - • Drenajes cerrados

B - • Drenajes abiertos

C - • Orina

D - • Sangre

68.- Se tienen que recoger las muestras en un recipiente estéril en los casos de:

A - • Recogida de orina, heces y esputos

B - • Recogida de orina, sangre y biopsia

C - • Recogida de orina, heces y sangre

D - •   Recogida de orina y drenajes

69.- La muestra que se tiene que conservar con formol es:

A - •   La orina

B - •   La sangre

C - •   La que procede de la biopsia

D - •   Las heces

70.- El drenaje con forma de T es el de:

A - •   Penrose

B - •   De Kher

C - •   De Redón

D - •   De Tejadillo

71.- El etiquetado de las muestras debe constar la siguiente información:

A - •   Nombre y número de identificación del paciente

B - •　Número de identificación del paciente, nombre del médico y formato donde se indica la prueba a realizar.

C - •　Nombre del paciente, número de identificación del paciente, nombre del médico y formato donde se indica la prueba a realizar.

D - •　Número de identificación del paciente y formato donde se indica la prueba a realizar.

72.- La OMS en la 30° Asamblea Mundial de la Salud propone el siguiente objetivo:

A - •　La creación de una legislación por parte de los estados miembros sobre protección del entorno

B - •　Crear ambientes favorables, mediante una atención prioritaria a la protección del entorno y a la conservación de los recursos pateriales

C - •　Protección contra los residuos

D - •　Disminuir el uso de material estéril no reutilizable

73.- Los residuos asimilables a los urbanos se clasifican en el grupo:

A - •　I

B - • II

C - • III

D - • IV

74.- Los residuos sanitarios no específicos, se clasifican en el grupo:

A - • I

B - • II

C - • III

D - • IV

75.- Pertenecen al grupo IV los residuos:

A - • Radioactivos, citostáticos y hemoderivados

B - • Radioactivos, citostáticos y vacunas

C - • Radioactivos, citostáticos y anatómicos

D - • Radioactivos, citostáticos y todo el material cortante

76.- Las bolsas o recipientes deben estar homologados, cumpliendo en los grupos II y III los siguientes requisitos:

A - • Hermetismo total, fabricado con materiales permedables

B - • Hermetismo total con un volumen superior a los 70 litros

C - • Hermetismo total con una cerradura de fácil apertura

D - • Hermetismo total, con recipientes opacos y con asepsia total en el interior

77.- Los residuos del grupo III se podrán tratar mediante los siguientes procedimientos:

A - • Mediante inceneración

B - • Mediante esterilización por vapor caliente a presión

C - • Mediante esterilización por autoclave

D - • Todas son ciertas

78.- La sangre es considerada residuo tipo:

A - • I

B - • II

C - • III

D - • IV

79.- El esputo es considerado residuo tipo:

A - • I

B - • II

C - • III

D - • IV

80.- Los medicamentos caducados son residuos clasificados del tipo:

A - • I

B - • II

C - • III

D - • IV